Das Handbuch für Läufer-Neulinge: Ein umfassender Leitfaden für Ihre ersten Schritte als Läufer oder Jogger Auf Deutsch/ The manual for newcomers to runners: A comprehensive guide to your first steps as a runner or jogger In German

Inhaltsverzeichnis

BONUS:

Als Dankeschön für den Kauf meines Buches verwenden Sie bitte Ihren Link unten, um Ihr kostenloses ebook

Ich habe für Sie einen Leitfaden mit den 10 wichtigsten Tipps zur Überwindung von Obsessionen und Zwängen durch Achtsamkeit zusammengestellt

https://bit.ly/2TDMNkn

Sie können Ihren Link auch an Ihre Freunde und Familienmitglieder weitergeben, die Ihrer Meinung nach von dem Leitfaden profitieren können, oder Sie können ihnen den Link als Geschenk zukommen lassen!

Das folgende Buch wird mit dem Ziel wiedergegeben, möglichst genaue und zuverlässige Informationen zu liefern. Unabhängig davon kann der Kauf dieses Buches als Zustimmung zu der Tatsache angesehen werden, dass sowohl der Herausgeber als auch der Autor dieses Buches in keiner Weise Experten für die darin diskutierten Themen sind und dass alle Empfehlungen oder Vorschläge, die hier gemacht werden, nur der Unterhaltung dienen. Fachleute sollten bei Bedarf konsultiert werden, bevor eine der hierin befürworteten Maßnahmen durchgeführt wird.

Diese Erklärung wird sowohl von der American Bar Association als auch von der Committee of Publishers Association als fair und gültig erachtet und ist in den gesamten Vereinigten Staaten rechtsverbindlich.

Darüber hinaus wird die Übertragung, Vervielfältigung oder Reproduktion eines der folgenden Werke einschließlich spezifischer Informationen als illegale Handlung betrachtet, unabhängig davon, ob sie elektronisch oder in gedruckter Form erfolgt. Dies gilt auch für die Erstellung einer sekundären oder tertiären Kopie des Werks oder einer aufgezeichneten Kopie und ist nur mit ausdrücklicher schriftlicher Genehmigung des Verlegers zulässig. Alle weiteren Rechte vorbehalten.

Die Informationen auf den folgenden Seiten werden im Großen und Ganzen als wahrheitsgemäße und genaue Darstellung von Tatsachen betrachtet, und als solche wird jede Unaufmerksamkeit, jeder Gebrauch oder Missbrauch der fraglichen Informationen durch den Leser dazu führen, dass daraus resultierende Handlungen ausschließlich in seinen Zuständigkeitsbereich fallen. Es gibt keine Szenarien, in denen der Herausgeber oder der ursprüngliche Autor dieses Werkes in irgendeiner Weise als haftbar für Komplikationen oder Schäden angesehen werden kann, die ihnen nach der Übernahme der hier beschriebenen Informationen widerfahren.

Darüber hinaus sind die Informationen auf den folgenden Seiten nur zu Informationszwecken gedacht und sollten daher als universell betrachtet werden. Wie es ihrer Natur entspricht, werden sie ohne Zusicherung hinsichtlich ihrer verlängerten Gültigkeit oder vorläufigen Qualität präsentiert. Erwähnte Marken werden ohne schriftliche Zustimmung verwendet und können in keiner Weise als Billigung des Markeninhabers angesehen werden.

BONUS:

Um mich für den Kauf meines Buches zu bedanken, benutzen Sie bitte den untenstehenden Link, um Ihr kostenloses eBook anzufordern

Ich habe für Sie einen Leitfaden mit den 10 wichtigsten Tipps zur Überwindung von Obsessionen und Zwängen durch Achtsamkeit zusammengestellt.

https://bit.ly/2TDMNkn

Sie können Ihren Link auch an Ihre Freunde und Familienmitglieder weitergeben, die Ihrer Meinung nach von dem Leitfaden profitieren können, oder Sie können ihnen den Link als Geschenk zukommen lassen!

Einführung

Herzlichen Glückwunsch zum Erwerb des Handbuch für Läufer-Neulinge: Ein umfassender Leitfaden für Ihre ersten Schritte als Läufer oder Jogger und vielen Dank dafür.

In den folgenden Kapiteln wird erörtert, wie Sie als Läufer oder Jogger starten können, und sie erhalten viele Informationen, die Sie motivieren werden, hinauszugehen und mit dem Laufen zu beginnen. Das Buch wird zunächst erklären, wie die Aufnahme des Joggen Ihr Leben in mehrfacher Hinsicht verändern kann, als Sie erwarten würden. Danach wird es die Kunst des Laufens erklären, und was Sie tun müssen, um sicherzustellen, dass Sie ein großartiger Läufer werden.

Während Sie weiterlesen, werden Sie Wege finden, Zeit für Ihre Laufeinheiten zu finden. Sie werden die Gründe erfahren, warum Wissenschaftler und Mediziner Menschen ermutigen, mit dem Laufen zu beginnen. Sie werden auch Wege entdecken, wie Sie ein besserer Läufer werden können, indem Sie Ihre Grenzen überschreiten und neue Rekorde für sich selbst aufstellen.

Sie werden lernen, wie Sie die richtige Kleidung für Ihre Laufeinheiten wählen, und Sie werden entdecken, wie Sie als Läufer Ihren eigenen Zeitplan erstellen und wie Sie als Läufer schrittweise Verbesserungen vornehmen können. Sie werden auch erfahren, warum Ernährung für Läufer wichtig ist und welche Nahrungsmittel Sie essen sollten, um Ihre Leistung zu verbessern. Schließlich werden Sie Möglichkeiten entdecken, wie Sie Ihre Verletzungsgefahr verringern können, aber Sie werden auch über häufige Verletzungen unter Läufern und Möglichkeiten zur Behandlung und Bewältigung dieser Verletzungen lernen.

Es gibt viele Bücher über Laufen und Joggen auf dem Markt, also vielen Dank, dass Sie sich für dieses Buch entschieden haben. Wir haben alle Anstrengungen unternommen, um sicherzustellen, dass dieses Buch voller nützlicher Informationen ist, die Ihnen helfen werden, als Läufer Großes zu erreichen, also viel Erfolg!

Kapitel 1: Wie Laufen Ihr Leben verändern kann

Laufen ist die natürlichste Form des Trainings, die Sie sich aneignen können. Es ist einfach durchzuführen, und Sie müssen nicht viel Geld ausgeben, um komplexe Geräte zu kaufen oder für eine teure Fitnessstudio-Mitgliedschaft zu bezahlen. Laufen ist eine der wenigen Aktivitäten, die Ihr Leben tatsächlich beeinflussen und zum Besseren verändern können.

Laufen macht Sie gesünder, und es wird Ihre Lebensqualität für lange Zeit verbessern. Wenn Sie ein paar Mal pro Woche laufen, können Sie viele gesundheitliche Vorteile erzielen. Man sagt, dass ein Apfel am Tag den Arzt fern hält, aber die Wahrheit ist, dass man dies viel besser mit Laufen erreichen kann.

Laufen wird Sie glücklicher machen. Wissenschaftler wissen heute, dass das Laufen bestimmte chemische Reaktionen hervorruft, die negative Emotionen loswerden und sie durch positive ersetzen. Wir werden uns später im Buch mit der wissenschaftlichen Erklärung dieses Phänomens befassen, aber es ist erwähnenswert, dass Laufen eine Stresslösung ist, für den man nichts bezahlen muss.

Wenn Sie mit dem Laufen beginnen, verändern Sie dabei auch Ihren Charakter. Laufen lehrt Sie, verantwortungsbewusster und methodischer an die meisten Dinge im Leben heranzugehen. Laufen ist eine intensive Aktivität, die viel Disziplin erfordert, aber diejenigen, die damit anfangen und dabei bleiben, lernen eine wichtige Fähigkeit, die auch für andere Aspekte ihres Lebens gilt. Wenn Sie lernen, über Ihre Laufeinheiten Rechenschaft abzulegen, werden Sie auch in Ihrem Beruf und in Ihrem Privatleben verantwortungsbewusster.

Laufen lehrt Sie, ehrgeizig zu sein. Wenn Sie als Anfänger mit dem Laufen beginnen, werden Sie mit der Zeit fitter, und Sie werden angetrieben, Ihre eigenen Grenzen zu überwinden und ein besserer Läufer zu werden. Dies wird dazu führen, dass Sie Ihr Selbstwertgefühl und Ihr Vertrauen in Ihre eigene Fähigkeit, noch viel mehr Dinge zu erreichen, verbessern. Mit jeder Meile, die Sie laufen, werden Sie mehr davon überzeugt sein, dass Sie mehr erreichen können. Wenn Sie als Läufer an Ihre Grenzen gehen, werden Sie auch das Bedürfnis verspüren, bei allem anderen dasselbe zu tun, und das wird Ihnen helfen, Dinge zu erreichen, von denen Sie nie gedacht hätten, dass Sie sie erreichen könnten.

Das Laufen hilft Ihnen auch, sich in eine bessere Version von sich selbst zu verwandeln. Wenn Sie einmal mit dem Laufen angefangen haben, werden Sie nicht mehr der Typ sein, der unzählige Stunden damit verbringt, sich Videos online anzusehen. Sie werden nicht mehr der Typ sein, der Angst vor körperlich anstrengenden Aufgaben hat. Sie werden der Läufer sein, der jeden Tag seine eigenen Grenzen herausfordert. Dieser positive Effekt wird Ihnen erhalten bleiben, und er wird Sie in eine neue Person verwandeln, eine Person, die alle Dinge erobert.

Das Laufen wird Sie zu einem Optimisten machen. Wenn Sie Ihre Lauffähigkeit steigern und Rekorde brechen, die Sie sich selbst aufgestellt haben, werden Sie anfangen, die Dinge positiver zu sehen. Sie werden auf das zurückblicken, was Sie vor ein paar Wochen noch für unmöglich hielten, und es mit dem vergleichen, was Sie getan haben, und Sie werden erkennen, dass Sie zu so viel mehr fähig sind. Dieser Optimismus wird andere Aspekte Ihres Lebens anstecken. Wenn ein Projekt in Arbeit ist, von dem Sie dachten, dass Sie es nicht bewältigen können, werden Sie jetzt anfangen zu denken, dass Sie es vielleicht nur einmal versuchen müssen. Wenn es andere persönliche Ziele gab, vor denen Sie

Angst hatten, sie zu verfolgen, werden Sie anfangen, sie von einer positiveren Seite zu betrachten. Es wird auch kein blinder Optimismus sein, denn Ihre Leistungen als Läufer werden als lebender Beweis dafür dienen, dass Sie viel besser sein können, als Sie ursprünglich dachten.

Das Laufen wird auch die Art und Weise verändern, wie die Menschen Sie wahrnehmen. Nachdem Sie eine Weile gelaufen sind, werden die Leute merken, dass Sie schlanker, energiegeladener, fröhlicher und freundlicher sind. Die Art und Weise, wie die Leute Sie wahrnehmen, ist wichtig, weil sie die Art und Weise beeinflusst, wie sie Sie behandeln. Ihre Arbeitskollegen werden anfangen, Ihnen mehr Respekt entgegenzubringen. Ihre Familienmitglieder werden anfangen, mehr Vertrauen in Sie zu haben, und am Ende werden alle Ihrem Urteil viel mehr vertrauen als zuvor.

Verpassen Sie also nicht die Gelegenheit, Ihr Leben zu verändern. Lesen Sie weiter, und Sie werden alles erfahren, was Sie wissen müssen, um ein großartiger Läufer zu werden.

Kapitel 2: Laufen ist eine Kunst, behandeln Sie sie wie eine

Laufen scheint einfach zu sein, und es ist für uns alle selbstverständlich, aber wenn man es als regelmäßige Fitnessaktivität betreiben will, muss man es als Kunstform betrachten. Das bedeutet, dass man sich bewusst sein muss, wie man läuft, und dass man sich aller Körperteile bewusst sein muss, die an diesem Prozess beteiligt sind. Auf diese Weise können Sie am besten sicherstellen, dass Sie alle Vorteile des Laufens nutzen können, einschließlich einer gesteigerten Muskelkraft und einer höheren Herz-Kreislauf-Ausdauer. Professionelle Läufer lernen, das Laufen künstlerisch zu gestalten, indem sie auf alle Körperteile achten und dafür sorgen, dass sie richtig eingesetzt werden.

Zum Laufen gehören viele Körperteile, darunter Kopf, Schulter, Arme, Hände, Rumpf, Hüften, Knie, Beine und Füße. Wir werden uns ansehen, wie jedes dieser Körperteile beim Laufen positioniert oder benutzt werden sollte.

Wie Sie den Kopf beim Laufen positionieren

Es ist leicht anzunehmen, dass es beim Laufen nur um die untere Körperhälfte geht, aber Tatsache ist, dass man, wenn man die Kunst des Laufens beherrschen will, den ganzen Körper von oben bis unten, beginnend mit dem Kopf, beurteilen muss. Denken Sie beim Laufen zunächst daran, dass Ihr Kopf aufrecht sein muss und Sie geradeaus blicken müssen. Wenn Sie laufen, werden Sie von Natur aus müde werden, und Sie werden versucht sein, Ihr Kinn entweder nach oben oder nach unten zu neigen. Sie sollten die Position Ihres Kopfes immer im Auge behalten, und Sie sollten sich immer wieder daran erinnern, den Kopf nicht zu neigen.

Wenn Ihr Blick nach vorne gerichtet ist, können Sie die richtige Haltung beibehalten, und das ist gut für Ihren Nacken. Ihr Kopf muss sowohl auf Ihren Nacken als auch auf Ihre Wirbelsäule ausgerichtet sein. Wenn Sie anfangen zu laufen, besonders wenn Sie schnell laufen, werden Sie natürlich den Drang verspüren, den Kopf etwas vor den Rest des Körpers zu stellen, was die Ausrichtung zwischen Kopf, Hals und Wirbelsäule ruinieren wird. Wenn Sie überprüfen wollen, ob Ihr Kopf während des Laufens richtig positioniert ist, versuchen Sie, einen mentalen Check durchzuführen und zu sehen, ob Ihre Ohren perfekt in einer Linie mit Ihrer Schulter liegen. Wenn das nicht der Fall ist, bedeutet das, dass Sie Ihren Kopf zu weit nach vorne gelehnt haben und Sie ihn neu positionieren sollten.

Wie Sie Ihre Schultern beim Laufen positionieren

In unserem täglichen Leben verbringen wir unzählige Stunden gebückt über unsere Computer, Telefone oder Schreibtische, so dass wir daran gewöhnt sind, unsere Schultern in die falsche Position zu bringen. Wenn Sie joggen gehen, sollten Sie auf die Position Ihrer Schultern achten. Anstatt gebückt zu gehen, sollten Sie Ihre Schultern öffnen. Versuchen Sie, den Rücken zu ziehen, so als ob Sie versuchen würden, Ihre Schulterblätter hinten enger zusammenzudrücken. Läufern wird gesagt, dass sie ihre Schultern nach hinten und ihre Brust nach vorne schieben sollen, weil sie dadurch sowohl ihre Ausdauer als auch ihre Schnelligkeit erheblich steigern können. Wenn Sie in einer gebückten Position laufen, werden Sie viel langsamer und Sie werden viel schneller müde.

Bewegen Sie Ihre Schultern nicht so, wie Sie Ihren Oberkörper bewegen. Ein Fehler, den viele Amateur-Läufer machen, besteht darin, dass sie versuchen, jede Schulter mit dem entsprechenden Bein zu bewegen. Die richtige Schulterbewegung sollte sein: Wenn

Sie mit dem linken Bein nach vorne treten, sollte sich die rechte Schulter nach vorne bewegen, und so sollte die linke Schulter zusammen mit dem rechten Bein hinten sein. Das Gegenteil ist der Fall, wenn Sie mit dem rechten Bein nach vorne treten. Dieses Konzept scheint ein wenig verwirrend zu sein, besonders wenn Sie es zum ersten Mal tun, aber mit etwas Übung werden Sie es perfektionieren können.

Wie Sie Ihre Arme beim Laufen positionieren

Die Position und die Bewegungen Ihrer Arme können großen Einfluss darauf haben, wie schnell Sie laufen und wie schnell Sie vom Laufen müde werden. Wenn Sie Ihre Arme in die falsche Position bringen, können sie sich nach einer Weile schwer anfühlen und Sie verlangsamen. Wenn Sie Ihre Arme in die falsche Richtung bewegen, könnten sie Ihr Gleichgewicht ruinieren, und Sie werden während des Laufs viel Energie darauf verwenden, Ihr Gleichgewicht wieder herzustellen, so dass Sie ziemlich schnell müde werden. Um Ihre Arme richtig zu positionieren, achten Sie darauf, dass Ihre Unterarme in einem 90-Grad-Winkel zum Oberkörper stehen. Achten Sie auch darauf, dass sich die Bewegung Ihrer Arme während der Bewegung auf den Bereich zwischen Kinn und Hüften beschränkt. Wenn man die Arme vom Kinn zur Hüfte bewegt, hilft das beim Vortrieb des Körpers, und das kann Ihnen helfen, sich schneller vorwärts zu bewegen.

Ihre Arme sollten sich nicht in einer breiten Position befinden. Vielmehr sollten Sie Ihre Ellenbogen so nah wie möglich am Oberkörper halten. Viele untrainierte Läufer neigen dazu, ihre Ellbogen beim Laufen nach außen zeigen zu lassen. Das ist eine schlechte Sache, denn das bedeutet, dass sich Ihre Arme in einer gekreuzten Position relativ zum Körper befinden, was Sie verlangsamen wird. Wenn Sie die richtige Armposition beibehalten, können Sie den nötigen Schwung erhalten. Um Ihnen zu helfen, Ihre Arme in der richtigen Position zu halten, sollten Sie sich selbst trainieren, indem Sie sich vorstellen, dass es eine Linie gibt, die durch die Mitte Ihres Körpers verläuft, und versuchen, Ihre Hände so weit wie möglich davon abzuhalten, diese imaginäre Linie zu überschreiten.

Was Sie beim Laufen mit Ihren Händen machen

Achten Sie darauf, dass Ihre Hände beim Laufen entspannt sind. Das mag unbedeutend erscheinen, aber es ist äußerst wichtig und kann für Ihre Leistung als Läufer einen großen Unterschied machen. Sie wollen die gesamte Energie in Ihrem Körper auf das Laufen konzentrieren, und wenn Sie Ihre Hände anspannen, verschwenden Sie einen Teil dieser Energie. Dieser Tipp ist für Profisportler wichtiger als für Anfänger, die versuchen, sich fit zu halten. Wenn Ihr Hauptaugenmerk darauf gerichtet ist, so viel Energie wie möglich zu verbrennen, nützt er Ihnen vielleicht nicht viel, aber wenn Sie an einem Rennen teilnehmen wollen, etwa einem Halbmarathon in Ihrer Gegend, sollten Sie ihn unbedingt im Hinterkopf behalten.

Um Ihre Hände entspannt zu halten, können Sie versuchen, sich vorzustellen, dass Sie etwas Sprödes zwischen Zeige- und Ringfinger haben, und dann können Sie versuchen, Ihre Finger zu lockern, damit Sie das, was Sie in der Hand halten, nicht zerdrücken.

Die richtige Position für Ihren Torso

Ihr Oberkörper ist beim Laufen äußerst wichtig, denn er ist Ihre Kraftquelle. Wenn wir an den anstrengendsten Aktivitäten teilnehmen, zapfen wir unseren Kern an, der im Wesentlichen der untere Teil des Rumpfes ist. Beim Laufen geht die Bedeutung des Kerns darüber hinaus, dass er nicht nur die Kraftquelle ist. Er ist auch die Lage Ihres Schwerpunkts. Von allen Körperteilen, die wir in diesem Kapitel besprechen werden, sollten Sie also das Rumpf-Training zu einer Ihrer höchsten Prioritäten machen, wenn Sie die Kunst des Laufens voll ausschöpfen wollen.

Um Ihren Oberkörper richtig zu positionieren, sollten Sie Ihre Wirbelsäule immer gerade halten und versuchen, sie beim Laufen zu verlängern. Natürlich werden Sie dabei versuchen, Ihre Wirbelsäule zu zu krümmen, aber Sie sollten diesem Drang entgegenwirken. Wenn Ihre Wirbelsäule gerade und gestreckt ist, können Sie die elastische Energie nutzen, die entsteht, wenn Sie auf den Boden treten, und das wird Ihnen helfen, sich viel schneller vorwärts zu bewegen. Sie sollten auch versuchen, Ihren Kern zu straffen, damit Sie daraus Kraft schöpfen und Ihr Gleichgewicht halten können. Versuchen Sie beim Laufen so viel wie möglich die Kraft aus dem Rumpf zu kanalisieren, anstatt nur die Kraft in den Beinen zu nutzen.

Was Sie beim Laufen mit Ihren Hüften machen

Beim Laufen sollten Sie Ihre Hüften benutzen, um sich in den Lauf zu lehnen. Sie sollten Ihre Hüften nicht völlig aufrecht halten, denn das kann die Länge der Schritte, die Sie machen, verkürzen und Sie verlangsamen. Wenn Sie sich nach vorne lehnen, können Sie schneller laufen, aber Sie müssen daran denken, dass die Lehne von den Hüften ausgehen sollte und nicht von den Schultern. Im Wesentlichen bedeutet das, dass die Körperteile vom Kopf bis zum Oberkörper (d.h. die Teile, die sich oberhalb der Hüften befinden) beim Vorwärtsgehen während des Laufens etwas weiter vorne liegen sollten als die Hüften. Das gibt Ihnen Raum, Ihre Hüften als Teil des Gluteus Maximus zu benutzen, und es hilft Ihnen, mehr Kraft aufzubringen, die Sie dann bei jedem Schritt, den Sie machen, kanalisieren können. Wenn Sie Ihren Oberkörper im Verhältnis zur Hüftposition nach vorne lehnen und sich mit dem Hüftgelenk in Ihren Lauf hinein lehnen, können Sie Ihre Gesäßmuskeln effizienter einsetzen, und das kann in Bezug auf Geschwindigkeit und Ausdauer einen großen Unterschied machen.

Wie Sie die Knie beim Laufen positionieren

Beim Laufen sollten Sie darauf achten, dass Ihre Knie auf den mittleren Teil Ihrer Füße ausgerichtet sind. Der Gedanke ist, dass jedes Mal, wenn einer Ihrer Füße auf den Bürgersteig trifft, er direkt unter dem Knie positioniert werden sollte. Auch beim Laufen auf einer Route, die relativ flach ist, sollten Sie vermeiden, Ihre Knie in der Nähe des 90-Grad-Winkels oder darüber hinaus anzuheben, denn das würde Sie zwingen, viel Energie aufzuwenden (auch dies könnte in Ordnung sein, wenn Sie aus Fitnessgründen laufen, aber Sie sollten die richtige Form verwenden, wenn Sie die Kunst des Laufens beherrschen wollen).

Während des Laufens werden Sie müde, und Sie werden versucht sein, herum zu schlurfen, anstatt tatsächlich zu laufen (der Begriff Schlurfen bezieht sich auf eine Handlung, bei der Menschen rennen, während sie kaum ihre Füße vom Boden heben). Wenn Sie sich beim Schlurfen wiederfinden, müssen Sie versuchen, die Knie etwas höher zu heben. Dadurch wird sichergestellt, dass Ihre Füße für eine etwas längere Zeit vom Boden abgehoben sind, so dass Sie Ihre Knie besser auf den mittleren Teil Ihrer Füße ausrichten können. Das ist eine schwierige Sache, wenn Sie müde sind, aber mit etwas Übung werden Sie sich daran gewöhnen. Sie müssen auch darauf achten, dass Ihre Knie bei jedem Schritt direkt vor der Hüfte bleiben. Machen Sie sich eine geistige Notiz, um zu vermeiden, dass Sie Ihre Knie beugen oder die Knie nach innen drehen.

Wie Sie Ihre Beine beim Laufen benutzen

Zunächst einmal ist es wichtig zu verstehen, dass wir alle unterschiedliche Möglichkeiten haben, unsere Beine beim Laufen einzusetzen. Es wäre falsch anzunehmen, dass jeder den gleichen Schritt macht. Alle Läufer sollten jedoch versuchen, ihre Schienbeine bei jedem Schritt senkrecht zum Boden zu halten. Damit der Unterschenkel im rechten Winkel auf den Boden auftrifft, müssen Sie Ihren Schritt genau richtig machen - wenn Sie dazu neigen, mit der Ferse zu treten, steht Ihr Schienbein in einem Vorwärtswinkel zum Boden, und wenn Sie dazu neigen, mit den Zehen zu treten, steht das Schienbein in einem Rückwärtswinkel zum Boden. So oder so, das sind nicht die richtigen Positionen für Läufer. Sie machen Sie anfälliger für Verletzungen.

Wenn Ihre Füße auf dem Boden landen, während Ihr Schienbein senkrecht steht, werden Sie in der Lage sein, die Bewegung aller Ihrer Beingelenke zu synchronisieren, und Sie könnten dies zu Ihrem Vorteil nutzen, um Sie weiter voranzutreiben. Wenn Ihre Füße korrekt auf dem Boden landen, können alle Ihre 3 Beingelenke als Stoßdämpfer harmonisch zusammenarbeiten und genügend Energie für Ihren nächsten Schritt erzeugen.

Was Sie mit Ihren Füßen tun sollten

Sie können mit den Füßen auf den Boden auftreten, wie Sie wollen. Wichtig ist jedoch, dass Sie sie benutzen, um sich beim nächsten Schritt vom Boden abzustossen. Benutzen Sie nicht nur Ihre Knie, um Ihre Füße vom Boden abzuheben. Das Abstoßen mit den Füßen hilft Ihnen, sich weiter vorwärts zu bewegen.

Auch wenn es in Ordnung ist, den Boden mit dem Teil der Füße zu betreten, mit dem man sich am wohlsten fühlt, sind sich viele Experten einig, dass der Fußballen der optimale Teil ist, um beim Laufen den Boden zu treffen. Das liegt daran, dass es sich um einen gehärteten Teil mit weniger spröden Knochen und ohne direkte Gelenke handelt, die verletzt werden könnten. Wenn Sie jedoch das Gefühl haben, dass Sie es vorziehen, mit anderen Teilen Ihrer

Füße auf den Boden zu schlagen, könnten Sie sichere Schuhe erstehen, die Sie vor Verletzungen schützen.

Kapitel 3: Den richtigen Zeitpunkt zum Laufen zu finden

Vielleicht haben Sie eine Weile darüber nachgedacht, mit dem Joggen anzufangen, aber es fühlte sich immer so an, als ob Sie einfach nicht die richtige Zeit dafür finden konnten. In vielen Fällen sind die wahren Gründe, warum wir immer denken, dass wir zu beschäftigt sind, um Sport zu treiben, dass uns die Motivation fehlt, um anzufangen, dass wir Angst davor haben, etwas Neues zu beginnen, dass wir Sport mit Schmerzen verbinden oder dass wir denken, dass die ganze Erfahrung keinen Spaß machen wird. Tatsache ist, dass man, wenn man etwas zu einer Priorität macht, und wenn man davon überzeugt ist, dass es äußerst wichtig ist, immer in der Lage sein wird, andere Dinge zu bewegen und die Zeit dafür zu finden. Hier erfahren Sie, wie Sie die richtige Zeit für Ihre Session finden können:

Plan aufschreiben

Sie haben vielleicht bemerkt, dass Dinge realer werden, wenn Sie sie schriftlich festhalten, und Sie spüren einen tieferen Drang, sie zu Ende zu führen. Wenn Sie schon eine Weile joggen gehen wollen und nie dazu zu kommen scheinen, dann können Sie sich vielleicht einen Schubs geben, indem Sie aufschreiben, wann und wo Sie es tun wollen. Sie können es entweder in Ihr Tagebuch schreiben oder es in Ihren Kalender programmieren. Wenn Sie einen Blick auf Ihren Terminkalender für diesen Tag werfen, werden Sie sehen, dass es ein festes Zeitintervall gibt, das Sie dem Joggen zugewiesen haben, und Ihre natürliche Reaktion wird sein, sich mental auf diese Sitzung vorzubereiten. Wenn die Zeit für die Sitzung endlich gekommen ist, werden Sie mit größerer Wahrscheinlichkeit tatsächlich joggen gehen. Wenn Sie das nicht schaffen, wird Sie die Tatsache, dass Sie es verpasst haben, ärgern, und Sie werden den Drang verspüren, es nachzuholen. Die Planung des Lauftreffens ist effektiv, weil sie alle Ausreden aus der Gleichung herausnimmt, so dass es nichts mehr zu verbergen gibt.

Verbringen Sie weniger Zeit damit, auf Bildschirme zu starren

Es gibt viele Studien, die zeigen, dass wir dazu neigen, viele Stunden mit dem Anschauen von Videos zu verbringen, entweder im Fernsehen, auf unseren Computern oder auf unseren Smartphones. Eine in den USA durchgeführte Studie ergab, dass ein durchschnittlicher Erwachsener jeden Tag 6 Stunden damit verbringt, sich Videos anzusehen! Das ist wirklich eine Menge Zeit. Sie gehören vielleicht nicht zu den Menschen, die unzählige Stunden damit verbringen, auf den Bildschirm zu starren, aber die Chancen stehen gut, dass Sie zumindest jeden zweiten Tag ein paar Stunden damit verbringen, sich etwas anzusehen. Wenn Sie Zeit finden, sich alles (mit Ausnahme der Nachrichten) anzuschauen, dann können Sie auf jeden Fall Zeit für einen Lauf finden - alles, was Sie tun müssen, ist, das Anschauen einer Sendung zu opfern, und das können Sie tun, indem Sie lernen, verzögerte Befriedigung zu üben.

Machen Sie das Laufen zu einem Teil Ihres sozialen Lebens

Ein Teil der Gründe, warum wir unsere Trainingseinheiten immer wieder verschieben, ist, dass dies unsere sozialen Pläne untergräbt. Niemand will die Zeit, die er mit seinen Freunden verbringt, opfern, um laufen zu gehen. Aber wer sagt, dass Geselligkeit und Laufen konkurrierende Interessen sein müssen? Es ist sehr wohl möglich, aus Ihren Trainingseinheiten soziale Ereignisse zu machen. Zunächst einmal können Sie einige Ihrer Freunde davon überzeugen, mit dem Joggen anzufangen, damit Sie nicht im Club gemeinsam Kalorien zu sich nehmen, sondern sie auf der Laufbahn gemeinsam verlieren. Wenn Sie Ihre Freunde zum ersten Mal bitten, auf den Spaß zu verzichten und stattdessen mit dem Laufen anzufangen, könnte Sie das in Ihrem sozialen Umfeld etwas unbeliebt machen, aber es ist wahrscheinlich, dass auch sie mit dem Gedanken gerungen haben, mit einem Trainingsprogramm anzufangen, und Sie werden vielleicht überrascht sein, dass Sie einige Leuten finden, die bereit sind, sich Ihnen sofort anzuschließen.

Machen Sie das Laufen zur Morgengewohnheit

Wenn Sie sich das Laufen zur Gewohnheit machen wollen, wird es Ihnen leichter fallen, wenn Sie es als Teil Ihrer morgendlichen Routine einplanen. Es wird anfangs nicht leicht sein, etwas früher aufzuwachen, um eine Trainingseinheiten in Ihre Morgenroutine einzupassen, aber Sie werden sich daran gewöhnen, und vielleicht fangen Sie sogar an, es auf Autopilot zu tun. Tatsache ist, dass sich die Dinge im Laufe des Tages häufig ändern, so dass es für Sie einfacher ist, eine Laufeinheit zu verschieben, wenn Sie sie für den Nachmittag oder den Abend geplant haben. Wenn Sie Ihre Session auf den Vormittag legen, ist die Wahrscheinlichkeit fast gleich null, dass etwas anderes dazwischenkommt und Sie zu einer Verschiebung zwingt. Außerdem ist das Laufen am Vormittag vorteilhaft, weil es Ihre Energie für den ganzen Tag steigert und Ihre Leistung und Produktivität erhöht.

Delegieren Sie einige Ihrer Verantwortlichkeiten

Stellen Sie sicher, dass Ihre Familie, Ihr Partner oder Ihre Mitbewohner verstehen, dass das Laufen für Sie wirklich wichtig ist und dass sie ihren Teil dazu beitragen müssen, damit Ihr Plan funktioniert. Wenn Sie zu Hause Hausarbeiten tätigen, die Sie daran hindern, Zeit zum Joggen zu finden, können Sie diese an Ihre Kinder delegieren (dies wird ihnen etwas Verantwortung beibringen und ihnen die Möglichkeit geben, ein Taschengeld zu verdienen). Wenn Sie bei der Arbeit der Chef sind, lassen Sie einige Ihrer Angestellten für Sie einspringen, während Sie sich jeden zweiten Tag eine Stunde frei nehmen, um eine Trainingseinheiten einzuplanen.

Stellen Sie ein Laufband vor den Fernseher

Wenn Sie Ihr Bestes versuchen, Zeit für zum Laufen zu finden, es Ihnen aber nicht gelingt, könnte es ratsam sein, in ein Laufband zu investieren. Der Vorteil eines Laufbandes ist, dass es sehr flexibel ist. Sie können es zu jeder Tageszeit oder sogar mitten in der Nacht benutzen. Wenn Sie feststellen, dass Sie nicht auf Ihre Bildschirmzeit verzichten können, könnte es praktisch sein, Ihre Laufeinheit in diese Bildschirmzeit zu integrieren, indem Sie ein Laufband vor den Fernseher stellen. Stellen Sie sich vor, Sie kommen spät abends von der Arbeit nach Hause, nachdem Sie an einem Tag in aller Herrgottsfrühe ins Büro gehen mussten. Die einzige Zeit, die Ihnen bleibt, ist die Stunde, die Sie damit verbringen, die Nachrichten des Tages nachzuholen oder Ihre Lieblingssendung am späten Abend zu schauen, bevor Sie endlich ins Bett gehen. Wenn das alles ist, was Sie haben, können Sie es zu Ihrem Vorteil nutzen. Stellen Sie einfach Ihr Laufband vor den Fernseher und laufen Sie während der Sendung mit.

Kapitel 4: Der wissenschaftliche Nutzen des Joggen

Es gibt einen Grund, warum Sie immer wieder von Medizinern hören, die den Leuten sagen, dass sie öfter laufen sollen. Es gibt viele wissenschaftliche Vorteile, die sich aus dem Joggen ergeben. Diese Vorteile sind über alle Facetten Ihres Lebens verteilt. Vielleicht rennen Sie in erster Linie, um fitter zu werden, aber ohne es zu wissen, verbessern Sie Ihr Leben tatsächlich auf Dutzende andere Arten. Hier sind einige der wichtigsten wissenschaftlichen Vorteile des Laufens und Joggen:

Laufen als Hilfe zur Gewichtsabnahme und zur Verringerung des Adipositasrisikos

Dieser Vorteil liegt auf der Hand, aber es ist trotzdem erwähnenswert - Laufen kann Ihnen helfen, Gewicht zu verlieren, und es kann Ihre Chancen verringern, fettleibig zu werden. Eine Person, die etwa 200 Pfund wiegt, kann über 800 Kalorien verbrennen, wenn sie etwa eine Stunde lang läuft. Das bedeutet, dass Sie bei regelmässigem Laufen jeden Monat ein paar Pfund verlieren können, und das könnte genau das sein, was Sie brauchen, um Übergewicht zu vermeiden. Wenn Sie eine gesunde Ernährung, Laufen und andere Formen der Bewegung kombinieren, könnten Sie sehr wohl viel Gewicht verlieren. Laufen ist als Gewichtsverlustübung vorteilhaft, weil es eine hohe Nachverbrennungsrate hat (hier verbrennt Ihr Körper auch nach dem Training noch Kalorien).

Laufen steigert Ihre geistige Schärfe

Es gibt viele wissenschaftliche Erkenntnisse, die zeigen, dass Laufen die geistige Schärfe und die Leistungsfähigkeit des Gehirns steigern kann. Tatsächlich neigen Menschen, die regelmäßig joggen, dazu, bei Gedächtnistests bessere Leistungen zu erbringen als diejenigen, die nicht joggen. Neurowissenschaftler glauben, dass das Laufen tatsächlich die Bildung neuer Nervenzellen fördert, was die motorischen Fähigkeiten und die allgemeine geistige Schärfe der Menschen verbessert. Es gibt auch Hinweise darauf, dass das Laufen dazu beitragen kann, Zustände zu verhindern, die den Rückgang des Gedächtnisses und anderer Gehirnfunktionen verursachen. Wenn Sie in Ihrer Jugend mehr laufen, ist die Wahrscheinlichkeit, an Alzheimer und Demenz zu erkranken, geringer, als wenn Sie älter sind.

Laufen kann helfen, Stress abzubauen

Während Sie laufen, produziert Ihr Körper Wohlfühlhormone, die Ihre Stimmung heben und Stress und Ängste abbauen. Es ist bekannt, dass Endorphine Stress lindern und das Risiko von Migräne und Spannungskopfschmerzen verringern. Wenn Sie laufen, erhöht sich Ihre Herzfrequenz. Dieser Anstieg der Herzfrequenz hat den Effekt, dass die Teile des Gehirns repariert werden, die durch Stresserlebnisse nachteilig beeinflusst wurden. Auch psychologisch gesehen können Sie, wenn Sie in der Natur laufen, Ihr Gehirn reinigen, etwas frische Luft einatmen und sich von allen belastenden Gedanken befreien.

Laufen steht im Zusammenhang mit reduziertem Krebsrisiko

Es gibt einige Forschungsarbeiten, die zeigen, dass Laufen das Risiko einiger Krebsarten verringern kann. Studien haben gezeigt, dass regelmässiges Joggen (oder sogar schnelles Gehen) das Brustkrebsrisiko um etwa 14% senken kann. Darüber hinaus gibt es mehr als 150 andere Studien, die zeigen, dass das Risiko für verschiedene Krebsarten verringert wird, wenn Menschen mit dem Laufen und anderen Arten von Übungen beginnen.

Laufen schützt Sie vor Herz-Kreislauf-Erkrankungen

Wahrscheinlich haben Sie schon von "Herzlauf"-Marathons gehört, oder Sie haben gehört, dass der Generalchirurg die Menschen ermutigt hat, mehr zu laufen, um das Risiko einer Herzerkrankung zu verringern. Herz-Kreislauf-Erkrankungen sind weltweit die häufigste Todesursache, also gehen Sie nicht davon aus, dass Sie nicht auch davon betroffen sein werden. Eine kürzlich durchgeführte Studie hat gezeigt, dass Läufer 45% seltener an den Folgen von Herz-Kreislauf-Erkrankungen sterben. Ausserdem können Menschen, die regelmässig laufen, selbst wenn sie weniger als zehn Minuten laufen, ihr Risiko für Herz-Kreislauf-Erkrankungen um etwa die Hälfte senken.

Laufen steigert Ihr Glücksgefühl

Es sieht vielleicht nicht so aus, wenn man sich mitten in einer intensiven Laufeinheit befindet, aber Laufen macht die Menschen tatsächlich glücklicher, und es gibt wissenschaftliche Beweise dafür. Studien haben gezeigt, dass Bewegung Angstgefühle lindert, Depressionen lindert und Stress abbaut, während sie gleichzeitig Ihren Körper mit Energie versorgt und Sie fröhlicher macht. Wahrscheinlich haben Sie schon von dem Begriff "Runner's High" gehört. Es bezieht sich auf ein Gefühl der Euphorie, das durch die Freisetzung von Endorphinen entsteht, nachdem Sie eine Weile gelaufen sind. Wenn Sie mit allen möglichen Stressproblemen zu tun haben, einschließlich persönlicher Beziehungsprobleme, Probleme bei der Arbeit usw., können Sie Ihre Stimmung verbessern und Ihre Gelassenheit zurückgewinnen, wenn Sie sich etwas Zeit nehmen, um laufen zu gehen.

Laufen kann helfen, Schlaflosigkeit und andere schlafbezogene Probleme zu reduzieren

Fällt es Ihnen schwer, jede Nacht schlafen zu gehen? Leiden Sie unter anderen schlafbezogenen Beschwerden? Nun, wissenschaftlichen Erkenntnissen zufolge hat das Laufen den Effekt, Ihre Schlafqualität zu fördern. Erstens, wenn Sie tagsüber laufen, sind Sie nachts müder und können leichter einschlafen. Wenn Sie tagsüber beim Training mit Energie versorgt werden, neigt diese Energie dazu, sich bis zum Schlafengehen zu verflüchtigen, so dass Ihr Körper das Bedürfnis verspürt, sich durch Ausruhen zu verjüngen. Wenn Sie tagsüber nicht belebt sind, wird die aufgestaute Energie noch in Ihrem Körper sein, wenn Sie schlafen gehen, und das könnte die Ursache für Ihre Schlaflosigkeit sein. Schlafprobleme können auch eine Folge von Stress sein, und da Laufen Stress reduziert, könnte es indirekt auch zu einem besseren Schlaf beitragen.

Laufen erhöht Ihre Lebenserwartung

Laufen gilt als eine der effektivsten Methoden, um Ihre Lebensspanne zu verlängern und Ihre Lebensqualität zu verbessern. Es gibt viele Studien, die diese Tatsache unterstützen. Eine Studie der Universität Stanford untersuchte Daten aus zwei Jahrzehnten und fand heraus, dass Menschen, die regelmäßig laufen, länger leben als Menschen, die nicht laufen. Tatsächlich leben von allen Personen, die an dieser Studie teilgenommen haben, 80% der Läufer noch, während in der Kategorie der Nicht-Läufer nur 65% noch leben. Das ist ein großer Unterschied, den man nicht übersehen sollte. Wenn Sie das nächste Mal joggen gehen, sollten Sie daran denken, dass Sie eigentlich um Ihr Leben laufen.

Kapitel 5: Wie man sich bis an die Grenze bringt und als Läufer seine Grenzen herausfordert

Genau wie jede andere Fitnessaktivität, die Sie jeden Tag ausführen müssen, kann das Laufen eintönig werden, und es kann dazu führen, dass Sie in einem Trott stecken bleiben und es Ihnen nicht gelingt, sich zu verbessern oder Ihre Grenzen zu erweitern. Es ist eine Tatsache, dass viele Menschen das Laufen als eine Aktivität aufgreifen und ihrer Routine treu bleiben, nur um Wochen oder sogar Monate später festzustellen, dass sie weder ihre Geschwindigkeit noch ihre Ausdauer verbessert haben. Das liegt daran, dass wir, wie bei jeder anderen Aktivität auch, als Läufer in unseren Komfortzonen stecken bleiben können.

Um als Läufer zu wachsen, muss man sich Ziele setzen, die erreichbar sind, und man muss sich bemühen, seine Geschwindigkeit und Ausdauer im Laufe der Tage allmählich zu verbessern. In diesem Kapitel werden wir Tipps und Tricks besprechen, die Ihnen helfen können, Ihre Grenzen als Läufer herauszufordern, damit Sie ein höheres Fitnessniveau erreichen können.

Lernen Sie, wie Sie während Ihrer Läufe positiv bleiben

Ihre Fähigkeit, Ihre eigenen Grenzen zu überschreiten, hängt von Ihrer Einstellung ab. Wenn Sie eine positive Einstellung haben, werden Sie in der Lage sein, die mentale Stärke zu erlangen, um weiterzumachen, auch wenn Ihr Körper Ihnen sagt, dass Sie aufgeben sollen. Es gibt viele Tipps und Tricks, die von Profisportlern und Menschen, die körperlich anstrengende Tätigkeiten ausüben, verwendet werden. Sie können sie nach und nach ausprobieren, und dann können Sie sich entscheiden, die

Tipps und Tricks zu übernehmen, von denen Sie glauben, dass sie am besten zu Ihnen passen.

Der erste Trick besteht darin, beim Laufen positive Mantras und Affirmationen zu verwenden. Sie müssen immer wieder einen Satz in Ihrem Kopf wiederholen, um sich während des gesamten Laufs zu motivieren. Das Mantra, das Sie wählen, sollte kurz, positiv und selbstbejahend sein. Sie können Phrasen wie "Ja, ich kann" oder „Los geht's" verwenden. Sie können Ihr eigenes Mantra in etwas umwandeln, das Sie inspirierend finden. Sie können zum Beispiel einen Abschnitt aus Ihrem Lieblingszitat über harte Arbeit oder Ausdauer als Mantra verwenden. Sie müssen Ihre Mantra-Gesänge mit Ihrem Atemmuster so koordinieren, dass es als Tempo fungiert, das Ihnen beim Joggen hilft, Ihr Tempo zu bestimmen. Wenn Sie eine Weile gelaufen sind, werden Sie auf natürliche Weise ein rhythmisches Atemmuster entwickeln. Versuchen Sie, das Mantra zwischen den Atemzügen in Ihrem Kopf zu wiederholen, und bemühen Sie sich bewusst, wirklich an die Prämisse Ihres Mantras zu glauben. Ehe Sie sich versehen, werden Sie etwas länger oder etwas schneller laufen.

Der zweite Trick besteht darin, Situationen aus der Vergangenheit wieder aufzugreifen, in denen Sie durch körperliche Anstrengung bestimmte Ziele erreicht haben. Haben Sie solche Erinnerungen, die Sie anzapfen können? Wenn Sie zum Beispiel in der Schule in einer Sportmannschaft waren, versuchen Sie, sich an Szenarien zu erinnern, in denen Sie sich wirklich anstrengen mussten, um eine Art Sieg zu erringen. Erinnern Sie sich daran, wie schwierig es für Sie war, das zu erreichen. Erinnern Sie sich daran, wie sehr Sie versucht waren, aufzuhören. Erinnern Sie sich daran, wie hart Sie den Drang zum Aufhören bekämpft haben. Erinnern Sie sich schließlich daran, wie glücklich Sie waren, als Sie gewonnen haben. Wenn Sie keine sportliche Vergangenheit haben, die Sie sich zunutze machen können, können Sie versuchen, Erinnerungen an andere Arten von Entbehrungen zu verwenden, die sich in Siege verwandelten. Wenn Sie sich daran erinnern, wie zufriedenstellend vergangene Siege waren, werden Sie sich stärker motiviert fühlen, weiterzumachen, auch wenn es besonders schwierig wird. Wenn Sie sich wirklich auf diese mentale Übung einlassen, werden Sie vielleicht sogar anfangen, Ihren Schmerz zu genießen! Sie werden erkennen, dass Sie mit jedem schmerzhaften Schritt dem süßen Geschmack des Sieges einen Schritt näher kommen.

Der dritte Trick besteht darin, Ihre Gedanken auf die wahren Gründe zu konzentrieren, warum Sie überhaupt laufen. Wenn Sie rennen und versuchen, den Schmerz durchzustehen, ist es ganz natürlich, dass Ihnen negative Gedanken in den Kopf kommen. Zum Beispiel werden Sie anfangen, darüber nachzudenken, wie wund sich Ihre Beine anfühlen und wie sehr Ihre Brust brennt. Sie können diese Gedanken aus Ihrem Kopf verdrängen, indem Sie sich auf die wahren Gründe konzentrieren, warum Sie überhaupt laufen. Laufen Sie, um die Gesundheit Ihres Herzens zu verbessern, damit Sie länger leben können? Laufen Sie, weil Sie in Form kommen wollen, um jemanden zu beeindrucken, den Sie mögen? Laufen Sie, weil Sie von Natur aus konkurrenzfähig sind und Ihre Athletik zur Schau stellen wollen? Es spielt keine Rolle, ob Ihr Grund für das Laufen edel oder eitel ist. Tatsache ist, dass Sie, bevor Sie mit dem Laufen begonnen haben, davon überzeugt waren, dass der Schmerz des Laufens ein lohnender Kompromiss für den erhofften Gewinn ist. Der Zweck dieser Denksportaufgabe ist es, Sie an diese Überzeugung zu erinnern und Sie auf dem Weg zu Ihrem Ziel zu halten.

Es ist auch bekannt, dass Musik Menschen motiviert und dazu bringt, auch dann weiterzulaufen, wenn sie wund und müde sind.

Bevor Sie laufen gehen, können Sie eine spezielle Wiedergabeliste mit Liedern erstellen, die Sie besonders motivierend finden. Es könnte der Text oder der Rhythmus des Liedes sein, der Sie inspiriert - das spielt keine Rolle, solange es die Art von Musik ist, die Sie aufputscht und inspiriert. Sie können die Art der Lieder, die Sie während des Laufs hören, je nach dem Ziel, das Sie erreichen wollen, ändern. Wenn Sie schneller laufen möchten, können Ihnen aufpeitschende Lieder helfen, Ihr Tempo zu beschleunigen. Wenn Sie länger laufen möchten (z. B. wenn Sie für einen Marathon trainieren), könnten Sie Lieder verwenden, die zwar etwas langsam sind, aber dennoch inspirierend wirken. Manche Leute finden Hörbücher und Podcasts hilfreich, wenn sie über lange Strecken laufen, also können Sie das für ein paar Trainingseinheiten ausprobieren, um zu sehen, ob es auch für Sie geeignet ist.

Der menschliche Verstand ist darauf ausgelegt, nach Belohnungen zu suchen, also können Sie diesen angeborenen Antrieb nutzen, um Ihren Körper auszutricksen, damit er seine Grenzen überschreitet. Bevor Sie mit dem Laufen beginnen, sollten Sie entscheiden, dass Sie sich am Ende des Laufs auf eine ganz bestimmte Weise belohnen werden. Ihre Belohnung könnte alles sein, was Sie sich wirklich wünschen. Vielleicht könnte es ein kaltes Energiegetränk, ein erfrischendes Bad oder ein schönes Frühstück sein. Wenn das Laufen schwierig wird, sollten Sie anfangen, über diese Belohnung nachzudenken, und Sie sollten den Lauf, den Sie machen, als ein kleines Hindernis betrachten, das Sie überwinden müssen, um zu dieser Belohnung zu gelangen. Wenn Sie in der Natur laufen, ist es möglich, Belohnungen in die Strecke, die Sie zurücklegen, einzubauen. Wenn Sie zum Beispiel einen kleinen Hügel hinauflaufen, könnten Sie die Aussicht von der Spitze des Hügels als Belohnung betrachten.

Und schließlich können Sie, um positiv zu bleiben, die Hilfe anderer Läufer in Anspruch nehmen. Sie können einen Laufpartner finden, mit dem Sie trainieren können, und Sie könnten Ihre Laufeinheiten in kleine Wettkämpfe verwandeln, um sich gegenseitig zu motivieren. Sie könnten sich auch einer größeren Gruppe von Läufern anschließen und Ihre Laufeinheiten gemeinsam durchführen. Es ist leicht, aufzugeben oder sich einzuschränken, wenn man alleine läuft, aber wenn man Gesellschaft hat, wird man den Drang verspüren, sich weiter voranzutreiben, weil niemand vor den anderen schwach erscheinen will. Wenn Sie in einer Gruppe laufen, wird jeder versuchen, mit jedem anderen Schritt zu halten, und am Ende werden Sie sich alle gegenseitig zu besseren Läufern machen. Denken Sie daran, dass Sie, wenn Sie wirklich an Ihre Grenzen gehen wollen, mit einer Gruppe laufen sollten, die weiter fortgeschritten ist als Sie selbst und nicht mit einer Gruppe, die auf Ihrem Niveau ist.

Ihre Routine immer weiter vorantreiben und sie anspruchsvoller machen

Um an seine Grenzen gehen zu können, muss man seine Definition dessen, was man als normal bezeichnen kann, ständig ändern. Wenn Sie zum Beispiel am Anfang eine normale Laufeinheit für Sie als 3 Meilen lang ansehen, sollten Sie in den folgenden Wochen, wenn Ihre Ausdauer und Geschwindigkeit zunehmen, Ihre normale Laufeinheit neu definieren. Sie können sich nicht dazu drängen, sich immer weiter zu verbessern, wenn sich Ihre Definition einer Grundlinie mit der Zeit nicht ändert. Ihre Philosophie hier sollte lauten: "Der Rekord von heute ist der Standard von morgen".

Wenn Sie sich als Läufer verbessern wollen, müssen Sie Aufzeichnungen über Ihre laufenden Aktivitäten führen. Sie können ein spezielles Notizbuch für diesen Zweck haben, aber heutzutage gibt es so viele Fitness-Apps auf dem Markt, und Sie können eine davon verwenden, um genaue Aufzeichnungen über Ihre Laufaktivitäten zu führen. Achten Sie darauf, dass Sie die Daten, die Strecken, die Sie gelaufen sind, und Ihre Laufzeiten aufschreiben. Wenn Sie Aufzeichnungen führen, können Sie erkennen, ob Sie sich verbessern, ob Sie stagnieren oder ob Sie Rückschritte machen. Sie werden dann in der Lage sein, Möglichkeiten für Verbesserungen zu erkennen. Wenn Sie z.B. feststellen, dass Ihre Geschwindigkeiten an bestimmten Wochentagen geringer sind, finden Sie heraus, warum, und versuchen Sie, einen Weg zu finden, wie Sie Ihre laufenden Sitzungen an diesen Tagen produktiver gestalten können.

Sie müssen Ziele setzen, die vernünftig und erreichbar sind. Schauen Sie sich Ihre Aufzeichnungen für den vergangenen Monat an und finden Sie Ihre beste Laufzeit in diesem Zeitraum. Jetzt, in den kommenden Wochen und Monaten, wird Ihr Hauptziel sein, diese Zeit entweder zu erreichen oder zu schlagen. Das ist ein vernünftiges Ziel für Sie, weil Sie genau wissen, dass Sie so schnell laufen können, und weil Sie verstehen, dass es für Sie nicht allzu schwierig wäre, diesen Rekord zu schlagen, wenn Sie sich etwas mehr anstrengen würden als in der Vergangenheit. Ziele müssen sich nicht unbedingt auf das Timing konzentrieren. Sie können versuchen, andere Parameter zu nutzen, um sich zu verbessern. Wenn Sie zum Beispiel in der Lage sind, jeden Tag 5 Meilen zu laufen, können Sie ein neues Ziel setzen, bei dem Sie versuchen, die gleiche Distanz zu laufen, aber auf einer hügeligeren Strecke als der regulären.

Jedes Ziel kann unüberwindbar erscheinen, wenn man es als eine große Einheit betrachtet. Sie sollten also Ihre Perspektive ändern und versuchen, einen langen Lauf in eine Reihe von kürzeren

Läufen zu zerlegen. Wenn Sie zum Beispiel einen 10-Meilen-Lauf machen, können Sie ihn sich als einen 5-Meilen-Lauf vorstellen, gefolgt von einem 2-Meilen-Lauf, dann ein paar 1-Meilen-Läufe und schließlich ein paar Halbmeile-Läufe. Stellen Sie sich Ihren Lauf als eine Reihe von kleineren Zielen vor, die Sie auf Ihrem Weg zu einem viel größeren Ziel erreichen müssen. In geistiger Hinsicht können Sie so einen langen Lauf leichter handhabbar machen, aber als Läufer hilft es Ihnen auch, eine Strategie zu entwickeln. Sie könnten zum Beispiel in einigen Abschnitten schnell laufen und in anderen langsamer laufen, um wieder zu Atem zu kommen. Auf diese Weise können Sie weiter kommen, als Sie es für möglich hielten.

Sie können auch Ihre Grenzen als Läufer erweitern, indem Sie lernen, während des Laufens Energie zu sparen. Wenn Sie weiter laufen, werden Sie feststellen, dass Sie immer einen Rückstand haben, wenn Sie einen bestimmten Punkt erreichen. Das bedeutet oft, dass Sie die Art und Weise, wie Sie sich in den wenigen Minuten bis zu diesem Punkt anstrengen, nicht richtig reguliert haben. Während der folgenden Trainingseinheiten, wenn Sie kurz davor sind, diesen Rückstand zu erreichen, sollten Sie sich etwas verlangsamen, aber weiterlaufen. Sie werden vielleicht überrascht sein, dass Sie, anstatt an Ihrem üblichen Punkt zu verzögern, in der Lage sind, ein beeindruckendes Tempo über eine viel längere Strecke beizubehalten.

Um sich schließlich selbst herauszufordern, müssen Sie die Bedingungen, unter denen Sie laufen, verändern. Wenn Sie zum Beispiel normalerweise morgens laufen, könnten Sie versuchen, nachmittags zu laufen, wenn es draußen etwas heißer ist. Wenn Sie es gewohnt sind, auf einem asphaltierten Weg zu laufen, könnten Sie versuchen, dort draußen in der Wildnis zu laufen. Es ist möglich, an seine Grenzen zu gehen und seine Grenzen herauszufordern, indem man einfach die Bedingungen, unter denen man läuft, etwas härter macht.

Kapitel 6: Wie Sie ihr richtiges Zubehör wählen

Wenn Sie in die richtige Art von Schuhwerk investieren, werden Sie produktivere Laufsitzungen haben. Denn die richtige Ausrüstung kann Ihre Läufe viel komfortabler und sicherer machen und Ihre sportliche Leistung steigern. Von allem Zubehör, die Sie kaufen werden, werden Ihre Laufschuhe das wichtigste sein. Wir werden im Detail besprechen, wie Sie die richtigen Laufschuhe finden, und dann werden wir auch prüfen, wie Sie andere Arten von Laufausrüstung auswählen können.

Auswahl der richtigen Laufschuhe

Es ist wahrscheinlicher, dass Sie sich beim Laufen verletzen, wenn Sie die falschen Schuhe tragen. Sie sollten die richtigen Schuhe auf der Grundlage Ihrer Schrittlänge auswählen. Wenn Sie einen Orthopäden oder ein Geschäft für professionelle Sportbekleidung aufsuchen, kann dieser feststellen, welche Art von Schuhen Sie benötigen, je nachdem, wie sich Ihr Fuß entweder proniert oder nach innen abrollt, wenn Ihr Bein beim Laufen auf dem Boden aufschlägt. Wenn Ihr Fuß zu stark proniert oder nicht genug proniert, sind Sie einem höheren Verletzungsrisiko ausgesetzt. Welchen Schuh Sie tragen, wird nach der Untersuchung Ihres Schritts durch den Spezialisten entschieden.

Auch wenn es technische Aspekte bei der Auswahl eines perfekten Laufschuhs gibt, gibt es immer noch einige Dinge, die Sie selbst herausfinden können, ohne die Hilfe eines Fachmanns zu benötigen. Zum Beispiel können Sie sicherstellen, dass der obere Teil des Schuhs, den Sie auswählen, genau wie Ihre Füße geformt ist. Dieser Teil sollte auch ziemlich glatt sein, wenn Sie ihn berühren. Der Knöchelkragen Ihres Schuhs (d.h. der obere Teil der

Rückseite des Schuhs) sollte gut gepolstert sein, so dass er an der Rückseite Ihrer Ferse Halt bietet, und Sie sollten darauf achten, dass dieser Teil Ihres Fußes keiner Verletzung ausgesetzt wird. Die Polsterung am Knöchelkragen sollte ebenfalls mit weichem Material überzogen sein, damit sie Ihre Achillessehne beim Laufen nicht reizt.

Der Sattel Ihrer Schuhe sollte ebenfalls perfekt über Ihren Fuß passen, und er sollte in der Lage sein, den Fuß zu sichern, damit Sie nicht das Gefühl haben, dass er beim Laufen abrutscht. Der Zehenraum Ihres Schuhs sollte nicht zu stark auf Ihre Zehen drücken, aber er sollte Ihren Zehen genügend Raum geben, um sich auszubreiten und auf natürliche Weise zu beugen. Außerdem sollte der Zehenkasten Ihre Zehen weder vertikal noch horizontal zusammendrücken.

Die äußere Sohle Ihres Schuhs bestimmt, wie bequem Ihre Läufe sind und wie haltbar Ihre Schuhe sind. Sie sollte aus Materialien bestehen, die sehr haltbar sind, vorzugsweise aus Gummi. Das betreffende Material sollte auch genügend Traktion für Sie beim Laufen bieten.

Die Zwischensohle des Schuhs ist das Schaumstoffmaterial, das die Lücke zwischen Ihrer Außen- und Innensohle füllt. In einem richtigen Laufschuh sollte dieser Teil sehr dick sein und ausreichende stoßdämpfende Eigenschaften haben. Sie sollte im Fersenbereich dicker sein als im vorderen Teil des Schuhs, und sie sollte sowohl die Dämpfung als auch die Stabilität erhöhen.
Ein Laufschuh muss von der Ferse bis zur Spitze heruntergezogen sein, damit er Ihr Gewicht richtig halten und die Belastung, die in den schwächeren Teilen Ihres Fußes auftritt, reduzieren kann. Und schließlich müssen Sie viele hochwertige Socken oder

Sockenfutter passend zu Ihren Schuhen kaufen und dafür sorgen, dass Sie sie täglich wechseln.

Andere Gegenstände, die Sie während des Laufens benötigen werden

Nachdem Sie die richtigen Schuhe gefunden haben, müssen Sie weitere Laufausrüstung finden, einschließlich der Kleidung, die Sie tragen werden, und der Accessoires, die Sie beim Laufen benötigen werden. Wenn es um die Auswahl der richtigen Kleidung für Ihre Laufeinheiten geht, sollten Sie sicherstellen, dass Sie leichte, bequeme und wetterangepasste Kleidung tragen. Sie müssen sich keine ausgefallenen und teuren Kleidungsstücke besorgen, die Sie in Filmen oder in Sportwerbung sehen. Solange die Kleidung, die Sie anziehen, bequem und atmungsaktiv ist, sind Sie startklar. Ziehen Sie sich nicht dick an, wenn es draußen warm ist, und ziehen Sie sich nicht zu dünn an, wenn es draußen kalt ist. Vermeiden Sie es, zu enge Hosen zu tragen (es sei denn, sie sind atmungsaktiv), da Sie sich dadurch beim Laufen weniger wohl fühlen. Ansonsten können Sie so ziemlich alles tragen, was Sie wollen.

Heutzutage gibt es viele Accessoires, die Sie beim Laufen gebrauchen können. Viele Läufer tragen aus verschiedenen Gründen einen Herzmonitor. Wenn es medizinisch wichtig ist, könnte Ihnen Ihr Arzt empfehlen, einen Herzmonitor bei sich zu tragen, damit Sie den Grad Ihrer Anstrengung im Auge behalten können. Sie können einen Herzmonitor auch aus nicht-medizinischen Gründen mitbringen, insbesondere wenn Sie viele Daten über Ihre Laufeinheiten sammeln möchten.

Möglicherweise benötigen Sie auch eine Laufüberwachung. Smart Watches sind gar nicht so teuer, und sie müssen auch nicht extravagant sein. Solange Sie gelegentlich einen Blick auf Ihre Uhr werfen können und wissen, wie gut Sie in Bezug auf die Zeitmessung sind, wird Ihre Uhr ihren Zweck erfüllen.

Manche Läufer bringen gerne iPods oder mp3-Player mit, damit sie während des Laufens Musik oder Podcasts hören können. Wenn Sie dies tun, stellen Sie sicher, dass Sie sie irgendwie verankern, damit Sie sie nicht in der Hand halten müssen. Wenn Sie beim Laufen Gegenstände in den Händen halten, kann dies ablenken und Ihre Leistung beeinträchtigen.

Sie können während des Laufens auch eine Sonnenbrille tragen, um Ihre Augen vor grellem Licht, UV-Strahlen oder sogar Staub zu schützen. Wenn Sie sich dafür entscheiden, stellen Sie sicher, dass Sie die Art von Sportsonnenbrille bekommen, die festgebunden ist, damit Sie sie nicht ständig neu anpassen müssen.

Dank der neuen Technologien können Sie jetzt Geräte wie Fitbits nutzen, um viele Parameter zu überwachen, die mit Ihrem Laufen zusammenhängen. Vielleicht möchten Sie solche Geräte kaufen, weil sie es Ihnen erleichtern, Ihre Laufeinheiten zu dokumentieren und herauszufinden, welche Bereiche verbesserungsbedürftig sind.

Kapitel 7: Wie Anfänger eine stundenlange Runde strukturieren sollten

Als Anfänger müssen Sie, bevor Sie Ihr einstündiges Lauftraining strukturieren, zunächst Ihre Grundfitness beurteilen. Anfänger unterscheiden sich in ihrer Lauffähigkeit, weil sie einen unterschiedlichen Fitnessgrad haben, der durch die Art der Aktivitäten bestimmt wird, die sie ausgeübt haben, bevor sie mit dem Laufen angefangen haben. Wenn Sie viel trainiert haben, bevor Sie sich zum Laufen entschlossen haben, können Sie vielleicht auf einem höheren Niveau beginnen als jemand, der gerade zum ersten Mal vom Sofa aufgestanden ist.

Um den unterschiedlichen Kapazitäten der verschiedenen Anfänger Rechnung zu tragen, werden wir uns den einstündigen Trainingsplan ansehen, der von absoluten Anfängern genutzt werden könnte, und dann den Plan untersuchen, der von Anfängern genutzt werden könnte, die bereits über ein beträchtliches Fitnessniveau verfügen.

Denken Sie daran, dass diese Stundenpläne nicht in Stein gemeißelt sind, sondern nur als Leitfaden für Sie dienen sollen, oder als eine Art Rahmen, auf dem Sie Ihren eigenen, viel individuelleren Plan aufbauen können. Zur Unterscheidung werden wir die Anfänger, die noch nicht trainiert haben, als "absolute Anfänger" bezeichnen. Diejenigen, die mit dem Laufen anfangen, wenn sie körperlich schon etwas fit sind, werden wir als "fitte Anfänger" bezeichnen.

Schulungsplan für absolute Anfänger

Sie können sagen, dass Sie ein absoluter Anfänger sind, wenn Sie nicht in der Lage sind, zehn Minuten ununterbrochen in einem mittleren Tempo zu laufen. Wenn man raten muss, welche Art von Anfängern sie sind, gehen viele Leute davon aus, dass sie fähige Anfänger sind, weil ihr Ego ihnen nicht erlaubt, die Möglichkeit in Betracht zu ziehen, dass sie absolute Anfänger sein könnten.

Wir empfehlen Ihnen, sich selbst zu testen, um festzustellen, in welche Kategorie Sie fallen. Gehen Sie nach draußen oder steigen Sie auf ein Laufband und versuchen Sie, zehn Minuten lang ununterbrochen in einem mittleren Tempo zu laufen. Wenn Sie das schaffen, dann sollten Sie diesen Teil überspringen und sofort zum Abschnitt "fit für Anfänger" in diesem Kapitel übergehen. Wenn Sie jedoch feststellen, dass Sie die 10 Minuten nicht durchhalten können, sollten Sie mit diesem Abschnitt beginnen.

Es ist keine Schande, sich einzugestehen, dass Sie ein absoluter Anfänger sind. Tatsächlich lernen Sie am besten, indem Sie ganz unten im Programm beginnen. Wenn Sie Ihre Fähigkeiten überschätzen und mit einem Zeitplan beginnen, der für Sie zu fortgeschritten ist, werden Sie die ganze Zeit gestresst sein, und Sie könnten versucht sein, aufzuhören.

Um Ihnen zu helfen, Ihren eigenen einstündigen Zeitplan zu erstellen, ist hier ein Beispiel dafür, wie Sie eine einstündige Trainingseinheit für absolute Anfänger strukturieren können:

Der Zeitplan sollte 4 Wochen lang sein und jede Woche sollte 3 Trainingseinheiten umfassen. Sie möchten die 3 laufenden Sitzungen über die ganze Woche verteilen, so dass Sie zwischen jeder Sitzung einen Ruhetag haben. Zu Beginn führen Sie einen "Walk and Run"-Plan durch, bei dem Sie zwischen schnellem Gehen und ein paar Minuten Laufen wechseln.

In der ersten Woche sollten Sie jede Sitzung mit einem grundlegenden Aufwärmen beginnen. Versuchen Sie, wenn möglich, ein paar Hampelmänner zu springen und eine Weile auf der Stelle zu joggen, um Ihre Muskeln zu lockern. Danach sollten Sie Ihren gesamten Körper dehnen, um das Verletzungsrisiko zu verringern. Das ist wichtig, denn Verletzungen sind bei Anfängern sehr häufig, und es kann sehr entmutigend sein, wenn Sie sich in der ersten Woche als Läufer verletzt haben. Nachdem Sie mit dem Dehnen fertig sind, sollten Sie Ihre Sitzung mit einem zehnminütigen zügigen Gehen beginnen.

Nachdem Sie zehn Minuten gelaufen sind, sollten Sie eine volle Minute lang langsam joggen und dann für die nächste Minute auf schnelles Gehen umstellen. Sie sollten die eine Minute Gehen und die eine Minute Joggen abwechselnd während des größten Teils der restlichen Dauer der Sitzung wiederholen, bis Sie sich abkühlen müssen.

Wir gehen davon aus, dass Ihr Aufwärmen fünf Minuten, Ihr Dehnen zehn Minuten und der Rest Ihrer "Laufen und Gehen"-Sitzung etwa 45 Minuten dauern wird. Die letzten fünf Minuten dieser 45 Minuten sollten Sie für eine Abkühlung reservieren, weil Sie auch hier Ihr Verletzungsrisiko verringern wollen. Wenn Sie eine Minute lang joggen und in der nächsten Minute gehen, ist die eine Minute Joggen Ihr Training und die Minute Gehen eine Ruhepause (obwohl sie angesichts des schnellen Tempos des Laufens dazu dient, Ihre Herzfrequenz aufrecht zu erhalten, ohne Sie zu ermüden). Der Sinn dieser Art der Zeitplanung besteht darin, die Vorteile des Intervalltrainingsmodells zu nutzen.

Machen Sie in der zweiten Trainingswoche Ihre Aufwärm- und Dehnübungen wie gewohnt und beginnen Sie dann wie in der ersten Woche mit einem zehnminütigen Spaziergang. Wenn Sie jedoch zum Jogging kommen, sollten Sie es diesmal in 2-Minuten-

Intervallen tun. Laufen Sie 2 Minuten lang in einem langsamen Tempo und gehen Sie dann die nächsten 2 Minuten in einem schnellen Tempo. Sie sollten die 2-Minuten-Intervalle so oft wiederholen, bis Sie entweder ausgebrannt sind oder bis Sie mit Ihrem Training fertig sind. Denken Sie daran, die 5 Minuten am Ende Ihrer Trainingseinheit für die Abkühlung zu reservieren.

Während der dritten Woche sollten Sie in Bezug auf das Aufwärmen, Dehnen und Abkühlen so ziemlich das Gleiche tun. Allerdings sollten Sie Ihr Jogging auf 3 Minuten umstellen, während Sie Ihre Gehpausen bei 2 Minuten belassen. Es geht darum, mehr Zeit mit Joggen und weniger Zeit mit schrittweisem Gehen zu verbringen. Da Sie noch am Anfang Ihres Lauftrainings stehen, müssen Sie einfach so weit wie möglich gehen, und es ist in Ordnung, wenn Sie die Sitzungen zunächst nicht beenden können.

Während der vierten Woche bleibt alles, was Sie vor und nach dem Laufen tun werden, gleich, aber Sie sollten Ihre Intervalle auf 5 Minuten für das Joggen und 2 Minuten für das Gehen verschieben. Während Sie sich verbessern, sollten Sie mit dem gleichen Muster weitermachen, um zu sehen, wie weit Sie kommen können. Letztendlich wird es Ihr Endziel sein, die ganze Zeit über zu laufen, mit nur einer einzigen 2-minütigen Gehpause in der Mitte der Laufeinheit.

Wenn Sie mit den ersten vier Wochen des Trainings fertig sind, sollten Sie mit den restlichen Sitzungen nach demselben Schema weitermachen. Wenn Sie zur letzten Sitzung dieses Trainingsprogramms kommen (d.h. der Sitzung mit einer einzigen Gehpause), sollten Sie diese Session eine Woche lang machen, und in den Wochen danach sollten Sie versuchen, Ihr Jogging Tempo kontinuierlich zu erhöhen.

Zum Schluss, wenn Sie sich noch wohler fühlen, sollten Sie die 2-minütige Pause abschaffen und ganze 30 Minuten laufen, ohne dass Sie aufhören müssen. In diesem Fall besteht Ihre Session aus einer fünfminütigen Aufwärmphase, zehn Minuten Stretching, zehn Minuten Gehen, 30 Minuten Joggen und einer fünfminütigen Abkühlphase. Wenn Sie dies bequem tun können, ist Ihr Training als absoluter Anfänger abgeschlossen, und Sie können jetzt in die Kategorie der fitten Anfänger einsteigen.

Trainingsplan für fitte Anfänger

Wenn Sie auf andere Weise trainiert haben und ein beträchtliches Maß an Fitness mitbringen, können Sie vielleicht auf einem fortgeschritteneren Niveau als absolute Anfänger mit dem Laufen beginnen, so dass Ihr Laufplan strenger sein könnte als der von jemandem, der überhaupt nicht trainiert hat.

Vielleicht haben Sie im Fitnessstudio Krafttraining betrieben und ein beträchtliches Maß an Ausdauer aufgebaut. Vielleicht sind Sie abends und am Wochenende Rad gefahren, so dass Ihre Beinmuskulatur ziemlich entwickelt ist. Vielleicht sind Sie mehrmals pro Woche aus Spaß geschwommen, so dass Ihr Herz-Kreislauf-System stark ist. Unabhängig von der körperlichen Aktivität, an der Sie teilgenommen haben, könnten Sie fit genug sein, um den Kurs für "absolute Anfänger" zu überspringen. Sie sollten den 10-minütigen Lauftest machen, um zu sehen, ob Sie bereits in der Lage sind, mit sich selbst fertig zu werden. Wenn Sie zehn Minuten in mittlerem Tempo laufen können, ohne völlig durchzubrennen, dann sind Sie qualifiziert, nach dem fitten Anfängerkurs zu trainieren.

Genau wie das Programm für absolute Anfänger beinhaltet auch dieses Programm sowohl Laufen als auch Gehen, aber weil es intensiver ist, beinhaltet es auch Ruhephasen. Die Ruhephasen sind notwendig, um das Verletzungsrisiko zu senken und sowohl Müdigkeit als auch Stress zu reduzieren. In diesem Programm werden Sie an 6 von 7 Tagen pro Woche trainieren und einen Tag zur Erholung einplanen. Es ist jedoch wichtig zu beachten, dass nicht alle Trainingseinheiten mit Laufen verbunden sind. Zu Beginn des Programms gibt es sogar Tage, an denen Sie einfach nur laufen müssen.

In der ersten Woche sollten Sie Ihre einstündige Trainingseinheit am ersten Tag mit einer fünf- bis zehnminütigen Aufwärmphase beginnen, dann sollten Sie weitere zehn Minuten mit Stretching verbringen. Wenn Sie mit dem Dehnen fertig sind, sollten Sie dreißig Minuten lang laufen. In der ersten Woche ist es in Ordnung, während der gesamten 30 Minuten langsam zu joggen. Sie dürfen nur ein paar Minuten lang gehen, und zwar mitten im Lauf (ab der 14-Minuten-Marke). Es ist jedoch vorzuziehen, sich bis zum Ende der 30 Minuten durchzukämpfen, auch wenn Sie es langsam tun müssen.

Am zweiten Tag der ersten Woche sollten Sie mit dem Aufwärmen beginnen und sich wie gewohnt dehnen, aber dann sollten Sie für den Rest der einstündigen Sitzung laufen. Sie werden feststellen, dass im Vergleich zum Programm für absolute Anfänger, anstatt einen Tag zwischen den Laufsitzungen auszulassen, fitte Anfänger an diesen Tagen laufen müssen. Für den Rest der ersten Woche sollten Sie das Laufen und Gehen in abwechselnder Reihenfolge durchführen, mit Ausnahme des einen Tages, an dem Sie eine Pause machen müssen.

Ihre zweite Trainingswoche wird genau wie die erste Woche sein, mit der Ausnahme, dass Sie versuchen können, Ihr Lauftempo zu erhöhen, wenn Sie sich dabei wohler fühlen. In der dritten Trainingswoche sollten Sie jedoch damit beginnen, ein Element der Distanz in Ihren stundenlangen Laufplan aufzunehmen. Anstatt nur für eine bestimmte Zeitspanne zu laufen (in vielen Fällen 30 Minuten), sollten Sie versuchen, eine bestimmte Distanz zu laufen. Versuchen Sie zum Beispiel, statt 30 Minuten zu joggen, 2 Meilen zu joggen.

Wenn Sie beginnen, diese Änderung in Ihren Laufplan zu integrieren, werden Sie vielleicht feststellen, dass Sie anfangs mehr Zeit mit dem Laufen verbringen werden als die eine Stunde, die Sie jeder Sitzung zugewiesen haben. Wenn Sie nach Ihrer Laufeinheit einen vollen Terminkalender haben, könnten Sie ihn abkürzen und aufschreiben, wie viel Strecke Sie nicht zurücklegen konnten. Versuchen Sie weiterhin, Ihr Tempo mit jeder folgenden Trainingseinheit zu erhöhen, bis Sie in der Lage sind, die erforderliche Distanz innerhalb Ihrer Trainingseinheit zurückzulegen. Wenn Ihr Kalender für die Stunden nach Ihrer Laufeinheit geöffnet ist, könnten Sie einige Minuten zu Ihrer Einheit hinzufügen und versuchen, die restliche Distanz zurückzulegen. Als Läufer müssen Sie sowohl Ihre Schnelligkeit als auch Ihre Ausdauer verbessern, also sollten Sie sich nicht nur auf einen dieser Aspekte konzentrieren.

Um Ihren stundenlangen Trainingsplan sinnvoller zu gestalten, könnten Sie sich ein Ziel setzen, das Sie am Ende Ihres Trainingsprogramms erreichen müssen. Zum Beispiel könnten Sie sich 3 Monate nach Beginn Ihrer ersten Trainingseinheit für ein 5K-Rennen anmelden und nach und nach Ihre Fähigkeiten als Läufer ausbauen, damit Sie dieses Ziel erreichen können. Tatsächlich haben viele Anfänger festgestellt, dass das Training auf ein bestimmtes Ziel hin motivierter und konzentrierter ist und ihre Chancen erhöht, großartige Läufer zu werden.

Sie sollten einen der beiden Zeitpläne, die wir hier besprochen haben, verwenden, um Ihre eigenen stundenlangen Trainingseinheiten zu strukturieren. Sie kennen sich selbst besser als jeder andere, und Sie wissen, welche Ziele Sie als Läufer im Auge haben, so dass niemand besser in der Lage ist, ein Laufprogramm für Anfänger für Sie zu entwerfen. Achten Sie nur darauf, dass das Programm, das Sie entwerfen, schrittweise Schwierigkeitsgrade aufweist und dass Sie sich während der Durchführung immer wieder anstrengen und herausfordern, ein besserer Läufer zu werden.

Kapitel 8: Diätvorschriften für Jogging Anfänger

Als Läufer müssen Sie daran denken, dass die richtige Ernährung angesichts der Tatsache, dass Sie ständig körperlich anstrengenden Aktivitäten ausgesetzt sein werden, äußerst wichtig ist. Das bedeutet, dass Sie sorgfältig abwägen müssen, welche Auswirkungen jedes Nahrungsmittel, das Sie in Ihre Ernährung aufnehmen, auf Ihren Körper haben wird. In diesem Kapitel besprechen wir die Ernährungsbedürfnisse, die alle Anfängerläufer im Auge behalten müssen.

Was Sie vor dem Laufen essen sollten

Bevor Sie laufen gehen, müssen Sie Ihren Körper richtig betanken. Im Grunde genommen müssen Sie die Glykogenreserven Ihres Körpers auffüllen, damit Sie genügend Energie für Ihren Lauf haben. Welche Art von Nahrung Sie vor dem Lauf zu sich nehmen sollten, hängt von der Strecke ab, die Sie an diesem Tag zurücklegen wollen. Wenn Sie vorhaben, einen kurzen Lauf zu machen, ist das Essen vor dem Lauf nicht wirklich entscheidend. Wenn Sie jedoch vorhaben, eine längere Laufeinheit zu absolvieren, sollten Sie sicherstellen, dass Sie über die Energiereserven verfügen, die Sie für diese Distanz benötigen.

Wenn Sie einen intensiven Langstreckenlauf auf nüchternen Magen machen, könnte sich das negativ auf Ihre Fitness auswirken, weil Ihr Körper anfangen könnte, Muskeln abzubauen, um die Energie zu erzeugen, die Sie für diese Übung benötigen. Vor einem kurzen Lauf können Sie sich auf dem Weg nach draußen einfach eine Frucht schnappen. Eine Banane, ein Apfel oder eine Handvoll Trauben können ausreichen, um einen Energieschub für einen kurzen Lauf zu bekommen. Wenn Sie kein Obst essen möchten, können Sie vor dem kurzen Lauf einen gesunden Snack zu sich nehmen. Ein Stück Toast oder ein einzelner Muffin reichen aus. Alternativ können Sie auch die Hälfte eines Energieriegels essen, um diesen Energieschub zu erhalten.

Wenn Sie einen längeren Lauf machen, ist es wichtig, sich mit kohlenhydratreicher Nahrung zu versorgen, da solche Laufeinheiten viel Energie verbrennen. Achten Sie jedoch darauf, dass Sie komplexe Kohlenhydrate essen und keine einfachen. Häufige Quellen für komplexe Kohlenhydrate sind Vollkornnahrungsmittel, Haferflocken usw. Sie sollten darauf achten, dass Sie Nahrungsmittel essen, die nicht zu raffiniert sind, da der Raffinationsprozess dazu neigt, Ballaststoffe zu verlieren. Sie brauchen ballaststoffreiche Nahrungsmittel für Langstreckenläufe, weil Ballaststoffe dazu neigen, viel langsamer abgebaut zu werden, was bedeutet, dass die Glukose aus der Nahrung langsam, aber konstant in Ihren Blutkreislauf freigesetzt wird, und das gibt Ihnen genug Energie, um Sie für die Dauer des Laufs zu versorgen.

Sie sollten auch ein wenig Eiweiß und gesunde Fette zu Ihrer Mahlzeit vor dem Training hinzufügen. Sie werden Ihnen dabei helfen, sich während des Laufs satter und damit komfortabler zu fühlen. Übertreibe Sie es jedoch nicht, denn diese beiden Nahrungsmittel werden nur sehr langsam abgebaut, und sie werden Ihnen während des Laufens keine große Hilfe sein (im Sinne eines Energieschubs). Wenn Sie vor dem Laufen viel fettiges Essen zu sich nehmen, könnten Sie sogar Magenverstimmungen bekommen, die Ihre Leistung da draußen beeinträchtigen könnten.

Wenn Sie vor dem Laufen essen, sollten Sie darauf achten, dass Sie dies eine Stunde oder mindestens eine halbe Stunde vor dem eigentlichen Training tun. Das gibt Ihrem Körper die Zeit, die er braucht, um diese Nahrung zu verdauen. Wenn Sie kurz vor dem Laufen essen, wird Ihr Körper große Mengen Blut in den Darm umleiten, um den Verdauungsprozess zu unterstützen, und dies wird Ihre Leistung als Läufer beeinträchtigen.

Sollte man während des Laufens essen oder trinken?

Wenn Sie über eine kurze Distanz laufen, ist es absolut nicht notwendig, während des Laufens etwas zu essen oder zu trinken. Wenn Sie jedoch eine lange Laufeinheit absolvieren, sollten Sie einen Plan haben, wie Sie während der gesamten Einheit energetisiert und gut hydriert bleiben können. Sie können eine Wasserflasche in einem Rucksack mitnehmen, damit Sie beim Laufen in der Natur einen Schluck Wasser trinken können. Wenn Sie das Bedürfnis verspüren, können Sie vorher etwas Glukose im Wasser verdünnen, damit es Ihnen während Ihres Langstreckenlaufs etwas zusätzliche Energie geben kann. Alternativ können Sie eine Flasche eines elektrolytreichen Getränks mitbringen, wenn Sie kein Wasser trinken möchten. Einige Läuferinnen und Läufer bringen verschiedene Arten von weichen Bonbons zum Laufen mit, aber wenn Sie dies tun, sollten Sie darauf achten, nicht zu viel zu trinken.

Was man nach dem Laufen essen sollte

Nachdem Sie Ihre Laufeinheit beendet haben, sollten Sie Nahrungsmittel zu sich nehmen, die Ihnen helfen, sich vom Lauf zu erholen. Welche Mahlzeit Sie auch immer wählen, achten Sie darauf, dass sie einige Kohlenhydrate und etwas Eiweiß enthält. Kohlenhydrate tragen dazu bei, Ihre Glykogenspeicher wieder aufzufüllen, die erschöpft sind, besonders wenn Sie gerade eine Langstreckenlaufeinheit beendet haben. Kohlenhydrate werden ziemlich schnell verdaut, so dass sie dazu beitragen, Ihre Energiereserven viel schneller wieder aufzufüllen. Eiweiß hingegen hilft bei der Reparatur von Muskeln, die während des Laufs beschädigt oder beansprucht wurden.

Was Sie während der Trainingszeit in Ihre Ernährung aufnehmen sollten

Sobald Sie mit dem Training begonnen haben, müssen Sie jeden Tag auf eine ausgewogene Ernährung achten. Sie sollten auch darauf achten, dass Sie alle Mahlzeiten zu sich nehmen und keine davon auslassen. Sie möchten in der Lage sein, Ihre Kraft jederzeit aufrechtzuerhalten, nicht nur, wenn Sie kurz vor einem Lauf stehen. Das liegt daran, dass der Laufprozess dem Körper viel Stress bereitet und Ihre Muskeln rund um die Uhr im Reparaturmodus sind, so dass Sie sie mit den Nährstoffen versorgen müssen, die sie zur Reparatur und zum Wachstum benötigen. Um sicherzustellen, dass Ihre Ernährung ausgewogen ist, sollten Sie Ihre Mahlzeiten immer im Voraus planen. Es ist in Ordnung, Nahrungsergänzungsmittel einzunehmen, wenn Sie das Gefühl haben, dass es Nährstoffe gibt, von denen Sie mit Ihrer Ernährung nicht genug bekommen, aber denken Sie daran, dass es immer besser ist, alle Ihre Nährstoffe aus echten Lebensmitteln zu beziehen.

Kapitel 9: Wie Sie der beste Läufer werden können

Um der beste Läufer zu werden, der Sie sein können, müssen Sie sich kontinuierlich in allen Bereichen verbessern, einschließlich Geschwindigkeit, Disziplin, Ausdauer und Effizienz. Letztendlich geht es nicht darum, schneller als andere Menschen zu sein; es geht wirklich darum, Ihr Spitzenpotenzial als Läufer zu erreichen und mit dem Wissen zu leben, dass Sie jedes Mal, wenn Sie die Laufschuhe anziehen, 100% geben. Hier sind wichtige Tipps, die Sie befolgen sollten, wenn Sie der beste Läufer werden wollen, der Sie sein können:

Erfahrenere Läufer lernen

Man kann nicht sein bestes Selbst als Läufer sein, wenn man sich nicht die Zeit nimmt, zu lernen, wie man es richtig macht, und einer der besten Wege, wie man das Laufen lernt, ist das Studium von versierten Läufern. Gibt es einen professionellen Läufer, den Sie als Ihr Vorbild betrachten?

Natürlich versuchen Sie nicht, in die Olympischen Spiele einzusteigen, aber Sie können trotzdem viel von denen lernen, die am besten laufen können. Wenn Sie im Langstreckenlauf besser sein wollen, suchen Sie nach Verbänden von Marathon Siegern und hören Sie sich an, was sie darüber sagen, wie hart sie arbeiten, wo sie Motivation finden und was sie als ihr Erfolgsgeheimnis betrachten.

Sie können sich auch Bänder von Läufen ansehen, vorzugsweise solche mit Kommentaren von professionellen Trainern, um mehr über die besten Techniken zu erfahren, die von Läufern auf professionellem Niveau eingesetzt werden. Wenn Sie die Athleten im Auge behalten, die auf der Bahn Grosses leisten, werden sich Ihre Trainingseinheiten nicht mehr so unerträglich anfühlen, und Sie werden anfangen zu glauben, dass auch Sie viel besser sein können, als Sie anfangs dachten. Dieser Glaube kann Sie motivieren und zu neuen Höhen treiben.

Seien Sie in Ihrer Praxis diszipliniert und überlegt

Um der beste Läufer zu sein, der Sie sein können, muss man diszipliniert sein, und man muss in seinem Training sehr überlegt vorgehen. Sie sollten einen Trainingsplan aufstellen, und Sie sollten ihn religiös befolgen. Egal, was sich ergibt, lass deine Laufeinheiten nicht ausfallen. Tatsächlich sollte das Einzige, was Sie vom Laufen abhalten sollte, eine Verletzung sein (und selbst dann sollten Sie sich nicht zu viele freie Tage nehmen).

Sie sollten sich auch psychologisch darauf vorbereiten, unter schwierigen Umständen zu laufen. Wenn es während Ihrer Trainingszeit regnet, ist das keine Entschuldigung dafür, sie auszulassen. Ziehen Sie einen Regenmantel an und gehen Sie auf den Bürgersteig. Nach dieser Sitzung werden Sie ein noch größeres Erfolgserlebnis haben. Wenn Sie zur Arbeit in eine andere Stadt fahren müssen oder wenn Sie in Urlaub fahren müssen, ist das kein Grund, eine Trainingseinheit auszulassen. Vergewissern Sie sich, dass Sie Ihre Laufschuhe einpacken und versuchen Sie, einige der besten Laufstrecken nachzuschlagen, wenn Sie an Ihrem Ziel ankommen. Sie werden überrascht sein, wenn Sie feststellen, dass Sie durch den Tapetenwechsel mehr motiviert sind, zu laufen.

Anmelden zu Wettbewerben

Der beste Weg, um herauszufinden, ob Sie Ihrem wirklichen Potenzial als Läufer nahe sind, besteht darin, sich für einige Rennen anzumelden. In der Regel können Sie sich einige Monate vor der eigentlichen Veranstaltung für einen Lauf anmelden und Ihre Laufsitzungen umstrukturieren und in Trainingssitzungen für das bevorstehende Rennen umwandeln. Wenn Sie als Anfänger begonnen haben und schon eine Weile laufen, können Sie versuchen, Ihre neuen Fähigkeiten als Läufer zu testen, indem Sie sich für einen 5-Kilometer-Lauf anmelden. Wenn Sie etwas fortgeschrittener sind, können Sie sich für einen 10-Kilometer-Lauf oder sogar für einen viel längeren Lauf anmelden. Sie melden sich nicht für diese Rennen an, weil Sie versuchen, zu gewinnen, sondern weil Sie einfach das Gefühl haben wollen, etwas erreicht zu haben, wenn Sie endlich die Ziellinie überqueren. Wenn Sie tatsächlich an einem Rennen teilnehmen und es beenden, werden Sie als Läufer selbstbewusster und motivierter sein.

Versuchen Sie Geschwindigkeitsübungen

Wenn Sie sich in Bezug auf die Distanz, die Sie während der Laufeinheiten zurücklegen, verbessert haben, können Sie noch besser werden, indem Sie ab und zu aufdrehen und Geschwindigkeitsübungen ausprobieren. Wenn Sie in einem Gebiet mit hügeligem Gelände leben, versuchen Sie, den Hügel hinauf zu sprinten, während Sie Ihre Zeit messen. Tun Sie dies mindestens einmal pro Woche. Bei jedem weiteren Versuch sollte es Ihr Ziel sein, Ihren bisherigen Rekord zu übertreffen. Sie sollten auch versuchen, auf einer realen Strecke zu laufen und die Zeit selbst zu messen. Als Läufer ist es wichtig, Ihre eigenen Bestzeiten immer wieder in Frage zu stellen.

Sie sollten wissen, wie schnell Sie eine einzelne Runde auf der Bahn laufen können, wie lange Sie für eine einzelne Meile brauchen oder wie schnell Ihr 100-Meter-Sprint ist. Eine Möglichkeit, sich selbst zu einem schnelleren Läufer zu machen, besteht darin, zu versuchen, mit einem Tempo zu laufen. Am besten erreichen Sie dies, indem Sie dieses Tempo mit einem schwungvollen Lied vorgeben. Spielen Sie ein schnelles Lied auf Ihrem iPod ab und versuchen Sie, so lange wie möglich im Takt dieses Liedes zu laufen. Je mehr Sie üben, desto mehr wird sich Ihr Tempo verbessern.

Erhöhen Sie Ihre Übungszeit, um Erfahrung sammeln

Wenn Sie mit stundenlangen Laufsitzungen begonnen haben und feststellen, dass Sie sich beim Laufen während der gesamten Zeit wohlfühlen, während Sie eine beträchtliche Strecke zurücklegen, sollten Sie die Dinge beschleunigen, indem Sie Ihre Übungszeit verlängern. Wenn Sie als Läufer weiter wachsen, werden Sie irgendwann über die einstündige Einheit hinauswachsen, und Sie werden mehr Zeit pro Einheit benötigen, um wirklich an Ihre Grenzen zu gehen. Wenn Sie unter der Woche keine zusätzliche Zeit finden, können Sie versuchen, Ihre Trainingseinheiten am Wochenende zu verlängern, damit Sie wirklich in der Lage sind, die äußeren Grenzen Ihrer Lauffähigkeiten auszuloten.

Kapitel 10: Verletzungsvermeidungs- und Erholungstechniken, die jeder Läufer kennen sollte

Da Laufen als körperliche Aktivität von Natur aus gefährlich ist, sollten Sie bei der Aufnahme einer solchen Aktivität alles in Ihrer Macht Stehende tun, um sich vor Verletzungen zu schützen. Trotz aller Bemühungen kann es jedoch vorkommen, dass Sie sich beim Laufen verletzen. Das sollte Sie aber nicht davon abhalten, Läufer zu werden. Die Vorteile des Laufens überwiegen die Risiken bei weitem, so dass sich das Laufen für Sie trotzdem lohnt. In diesem Kapitel besprechen wir die Schritte, die Sie unternehmen können, um Verletzungen zu vermeiden, und für den Fall, dass Sie sich nach dem Ergreifen aller Vorsichtsmassnahmen immer noch verletzen, werden wir uns mit Techniken beschäftigen, wie Sie sich von einer Verletzung erholen können.

Wie man Verletzungen vorbeugt

Die meisten Verletzungen im Zusammenhang mit dem Laufen sind auf Probleme mit der Flexibilität zurückzuführen. Um Ihre Flexibilität zu erhöhen, bevor Sie einen Lauf ausführen, müssen Sie sich dehnen. Tatsächlich ist es notwendig, sich täglich zu dehnen, nicht nur, um Verletzungen vorzubeugen, sondern auch, um Ihre Leistung zu verbessern. Wenn Sie mit Ihrer Trainingsroutine beginnen, sollte Ihre erste Aktivität ein Aufwärmen sein, gefolgt von Dehnübungen. Wenn Sie sich dehnen, müssen Sie die richtige Technik anwenden. Als Erstes müssen Sie es vermeiden, durch die Dehnübungen zu hetzen. Sie sollten jede Position, die Sie während der Dehnung einnehmen, mindestens 30 Sekunden lang halten, ohne sich zu bewegen.

Sie müssen sich auch aufwärmen, bevor Sie mit dem Laufen beginnen, und Sie müssen sich nach dem Laufen abkühlen. Aufwärmübungen sollten den Dehnübungen vorausgehen (obwohl es in Ordnung ist, sie mit zwei zu verwechseln). Ihre Aufwärmübungen sollten von der Art der Laufübung abhängen, die Sie ausführen wollen. Wenn Sie schnell laufen wollen, müssen Sie sich viel länger aufwärmen. Wenn Sie sich aufwärmen, spülen Sie im Wesentlichen Abfallstoffe wie Milchsäure aus Ihren Muskeln heraus, und dies verringert die Wahrscheinlichkeit, dass Sie Muskelkater bekommen.

Einer der Hauptgründe, warum sich Menschen beim Laufen verletzen, ist, dass ihnen die Kraft und Ausdauer fehlt, um über längere Zeiträume zu laufen. Mit anderen Worten: Anfänger können sich verletzen, weil sie nicht athletisch genug sind. Um dies zu beheben, müssen Sie das Laufen mit etwas Krafttraining ergänzen. Sie müssen einige Muskeln aufbauen und Ihr allgemeines athletisches Niveau verbessern, um sich weniger verletzungsanfällig zu machen. Wenn Sie Ihre allgemeine physische Kraft nicht steigern, werden Ihre Muskeln ziemlich schnell ermüden, und das Endergebnis wird eine hohe Verletzungsanfälligkeit und eine längere Erholungszeit sein, falls die Verletzungen tatsächlich auftreten sollten. Sie könnten versuchen, einige Gewichte zu heben, um Ihre Oberkörperkraft aufzubauen. Es ist auch möglich, die Muskelkraft zu erhöhen, indem man auf Strecken läuft, die eine Herausforderung darstellen.

Sie können Ihre Verletzungsgefahr auch verringern, indem Sie mehr Flüssigkeit zu sich nehmen. Wenn Sie laufen, während Sie nicht richtig hydriert sind, laufen Sie Gefahr, einen Hitzeschock zu erleiden. Es ist ratsam, etwa zwei Stunden vor dem Laufen Wasser zu trinken, um sicherzustellen, dass Sie zu Beginn des Laufens gut hydriert sind. Während des Laufens sollten Sie etwas Wasser mit sich führen, so dass Sie nach etwa 15 Minuten etwa 7 Unzen davon trinken können. Achten Sie auch darauf, dass Sie ein paar Stunden nach der Übung viel Wasser trinken. Während Sie Wasser trinken, benötigen Sie möglicherweise auch einen Energieschub, so dass Sie etwas Glukose in Ihrem Wasser verdünnen können, um eine Kohlenhydratlösung zu bilden. Wenn Sie Zugang zu Energiegetränken haben, die reich an Elektrolyten sind, können Sie diese durch Wasser ersetzen (Sie sollten jedoch bei der Auswahl von Energiegetränken vorsichtig sein, da einige von ihnen mit leeren Kalorien angereichert sind, was Ihren gesamten Grund für das Training zunichte machen könnte).

Sie sollten Ruhetage in Ihren Trainingsplan aufnehmen. Auch wenn Sie versuchen, die Gesundheits- und Fitnessvorteile Ihres Lauftrainings zu maximieren, ist es unklug, dies jeden Tag zu tun, da dies Ihre Verletzungsgefahr erhöht. Wenn Sie mit dem Laufen beginnen, bräuchte Ihr Körper eine gewisse Zeit, um sich an die Aktivität zu gewöhnen, daher wäre es besser, einige Tage auszulassen, damit sich der Körper von der Belastung durch intensive Aktivitäten erholen kann. Wenn Sie immer noch das Bedürfnis haben, an den freien Tagen zu trainieren, könnten Sie andere Fitnessaktivitäten wie Krafttraining ausprobieren.

Sie sollten auch Ihre Laufstrecke in einer langsamen Progression erhöhen, damit Ihr Körper den Stress viel besser verkraften kann. Wenn Sie intensive Übungen in schneller Abfolge durchführen, gehen Ihre Verletzungschancen in die Höhe. Was Sie tun müssen, ist, klein anzufangen und dann die Intensität Ihrer Laufeinheiten zu erhöhen, während sich der Körper anpasst. Die meisten Fitnessexperten empfehlen, die Dauer, die Menge und den Schwierigkeitsgrad der Laufübungen, die Sie ausführen, jede Woche um etwa 7% zu erhöhen (aber es sollte für die Dauer der

Woche auf dem gleichen Niveau gehalten und nicht jeden Tag um einen Prozentpunkt erhöht werden).

Sie können auch Ihre Verletzungsgefahr verringern, indem Sie die richtige Art von Laufgerät haben. Das bedeutet, dass Sie mit der richtigen Art von Schuhen laufen sollten. Es gibt verschiedene Schuhtypen für Menschen mit unterschiedlichen Fußformen und Laufstilen, stellen Sie also sicher, dass Sie wissen, unter welche Kategorie Sie fallen. Wenn Sie in ein Sportgeschäft gehen, das Schuhe für Sportler verkauft, können diese Ihre Füße untersuchen und Ihnen genau sagen, welche Art von Schuhen Sie brauchen, um sich vor Verletzungen zu schützen.

Manche Menschen trainieren ihre Gesässmuskulatur, um die Verletzungsgefahr zu verringern. Andere rollen ihre Oberschenkel und Waden mit Schaumstoff, um das gleiche Ziel zu erreichen. Wieder andere trainieren ihre Bauchmuskeln, um ihre allgemeine Stabilität zu erhöhen und so die Verletzungsgefahr zu verringern. Wenn Sie diese und andere Optionen in Betracht ziehen, die wir hier nicht erwähnt haben, ist das in Ordnung, solange Sie daran denken zu bestätigen, dass die Wissenschaft hinter Ihrer Methode zur Verletzungsprävention wirklich fundiert ist.

Schließlich müssen Sie, um Verletzungen zu verhindern, auf Ihren Körper hören. Während des ganzen Buches haben wir Sie ermutigt, die Schmerzen beim Laufen durchzustehen, um Ihr Limit zu erweitern, aber hier werden wir Ihnen sagen, dass Sie den Unterschied zwischen Schmerzen bei körperlicher Anstrengung und der Art von Schmerzen lernen sollten, die auf eine bevorstehende Verletzung hinweisen. Wenn Sie das Gefühl haben, dass Sie im Begriff sind, eine Verletzung zu entwickeln, sollten Sie Ihren Arzt aufsuchen, um Ihren Verdacht zu bestätigen, und Sie sollten die Anweisungen des Arztes befolgen, um die Verletzung zu verhindern.

Wie man sich von Verletzungen erholt

Leider können Sie sich auch verletzen, wenn Sie alle notwendigen Vorsichtsmaßnahmen getroffen haben. Wenn das passiert, wird es eine schmerzhafte Erfahrung sein, und Sie werden ein wenig frustriert sein, vor allem, wenn Sie ein großes bevorstehendes Rennereignis hatten, auf das Sie sich vorbereitet haben. Sie sollten jedoch keine Angst davor haben, eine Auszeit zu nehmen, um sich von Ihrer Verletzung zu erholen. Manchmal kann es alles noch viel schlimmer machen, wenn Sie sich entscheiden, die Verletzung durchzustehen. Eine Auszeit zu nehmen bedeutet nicht, dass Sie als Läufer versagt haben, es bedeutet nur, dass Sie den gesunden Menschenverstand haben, eine Verletzung nicht zu verschlimmern.

Sie sollten daran denken, dass Sie umso mehr Fortschritt verlieren, je länger die Erholungsphase dauert, also sollten Sie versuchen, schnell zu handeln, indem Sie zu Hause Mittel einsetzen, um Ihre Verletzung zu lindern. Wenn der Schmerz jedoch anhält, zögern Sie nicht, einen Physiotherapeuten aufzusuchen.

Wenn Sie eine Pause vom Laufen einlegen, um sich von einer Verletzung zu erholen, könnten Sie Ihre Fitness durch ein Cross-Training aufrechterhalten. Sie können auch Ihren Physiotherapeuten konsultieren, der Ihnen Aktivitäten empfehlen kann, die Sie unternemen können, ohne dass Ihre Verletzung wieder aufflammt. Wenn Ihr Betreuer Ihnen die Freigabe erteilt, könnte es möglich sein, das Laufen durch andere Kardioaktivitäten wie Radfahren oder Schwimmen zu ersetzen. Wenn Sie als Läufer trainieren, wäre eine der besten Aktivitäten für Sie, während Sie sich von der Verletzung erholen, "Aqua-Jogging". Dieser Begriff bezieht sich auf eine Übung, bei der die Teilnehmer "joggen", während sie unter Wasser sind. Bei solchen Übungen wird nicht genug Druck auf das Bein ausgeübt, um die Verletzung aufzurütteln, aber Sie können die Übungsstunden einbringen, die Sie benötigen, um Ihren aktuellen Fitnessstand zu halten.

Das "Läuferknie" ist eine der häufigsten Verletzungen, denen Sie als Jogger begegnen werden. Die Verletzung betrifft häufig Berufssportler, deren Sport viel Laufen erfordert, und sie kommt auch bei Nicht-Sportlern vor, die aus Gründen der Gesundheit und Fitness mit dem Laufen beginnen. Forscher haben herausgefunden, dass diese Erkrankung für weit über die Hälfte aller Fälle von Knieverletzungen bei Läufern verantwortlich ist. Wenn bei Ihnen diese Art von Verletzung auftritt, sollten Sie am besten einen Termin mit Ihrem Physiotherapeuten vereinbaren, um das Ausmaß der Verletzung herauszufinden. Ob Sie unter Läuferknie leiden, können Sie daran erkennen, dass Sie zu Beginn des Laufens Schmerzzustände außerhalb oder innerhalb des Knies verspüren. Es kann sein, dass es Ihnen beim Weiterlaufen gut geht, aber wenn Sie fertig sind, werden die Schmerzen wieder aufflammen. Der Schmerz könnte wiederkommen, wenn Sie es am wenigsten erwarten, insbesondere wenn Sie lange sitzen. Wenn dies geschieht, wissen Sie, dass sich das Problem erheblich verschlimmert, und Sie sind gut beraten, einen Arzt aufzusuchen.

Es kann auch zu Verletzungen kommen, die mit den Kniesehnen zusammenhängen. Verletzungen im Zusammenhang mit den Kniesehnen entstehen oft aufgrund von Kraft- oder Beweglichkeitsproblemen. Sie können solche Verletzungen vermeiden, indem Sie etwas Krafttraining machen oder den Muskel dehnen, bevor Sie laufen gehen. Die Kniesehnen machen den größten Teil der Muskeln im hinteren Teil der Oberschenkel aus, und diese Muskeln sind für den Vortrieb beim Laufen verantwortlich. Kniesehnenverletzungen können zwar von selbst abheilen, aber sie benötigen dafür viel Zeit. Wir empfehlen, sich eine Weile auszuruhen und anderen körperlichen Aktivitäten nachzugehen, während Sie die Verletzung ausheilen lassen. Sie sollten jedoch vorsichtig sein und sich das Ausmaß der Verletzung notieren, damit Sie erkennen können, ob Sie tatsächlich professionelle medizinische Hilfe benötigen. Wenn Sie beim Laufen ein ständiges Spannungsgefühl oder Schmerzen in den hinteren Beinen verspüren und Sie gezwungen sind, Ihr Tempo zu verlangsamen, um Ihre Schmerzen zu lindern, dann haben Sie es mit einer Kniesehnenverletzung zu tun. Sie sollten so bald wie möglich einen Physiotherapeuten aufsuchen, bevor sich das Problem verschlimmert.

Eine weitere häufige Verletzung, die bei Läufern auftritt, ist die Verletzung der Achillessehne. Diese Sehne verbindet die wichtigsten Muskeln in Ihrer Wade mit dem hinteren Teil Ihrer Ferse. Wenn die Sehne ein wenig gereizt wird oder sich unerwartet strafft, kann dies zu starken Schmerzen im Fussrücken führen. Die beste Erholungstechnik für jemanden, der an „Achillessehnen-Entzündung" leidet, besteht darin, Eis auf den betroffenen Bereich aufzutragen und ihn eine Weile ruhen zu lassen. Das lindert oft die Schmerzen, und für die meisten Menschen ist es oft ausreichend. Wenn der Schmerz jedoch immer wieder auftritt, auch wenn Sie gerade nicht laufen, sollten Sie ernsthaft in Erwägung ziehen, einen Physiotherapeuten aufzusuchen.

Es kann auch zu Laufverletzungen kommen, die als "Plantarfasziitis" bezeichnet werden. Bei dieser Art von Verletzungen handelt es sich um leichte Risse und leichte

Entzündungen an den Bändern und Sehnen im Fuß. Die Verletzungen treten häufig in Form von dumpfen Schmerzen auf, die von Blutergüssen an den Fersen oder an den Fußgewölbe begleitet werden. Ruhe kann den Schmerz nach einer solchen Verletzung lindern, aber Sie sollten ihn überwachen, um festzustellen, ob er eskaliert. Wenn Sie früh morgens beim Aufstehen vom Bett Schmerzen in den Füßen verspüren, sollten Sie wissen, dass es Zeit ist, einen Physiotherapeuten aufzusuchen.

Bei all diesen Verletzungen kann Eis ein gutes Mittel sein, um den Schmerz vorübergehend zu lindern, aber in jedem Fall müssen Sie einen Arzt aufsuchen, wenn der Schmerz zumindest einige Stunden nach dem Laufen nicht nachzulassen scheint.

Schlussfolgerung

Vielen Dank, dass Sie es bis zum Ende des Handbuch für Läufer-Neulinge: Ein umfassender Leitfaden für Ihre ersten Schritte als Läufer oder Jogger geschafft haben. Hoffen wir, dass das Wissen, das Sie durch die Lektüre dieses Buches gewonnen haben, Ihnen die notwendigen Werkzeuge an die Hand gibt, um ein hervorragender Läufer oder Jogger zu werden, und dass es Ihnen helfen wird, all Ihre Fitnessziele zu erreichen.

Der nächste Schritt ist, sich auf den Weg zu machen und mit dem Laufen zu beginnen. Am Anfang wird es schwierig sein, aber Sie sollten hart arbeiten, um dieses anfängliche Zögern zu überwinden. Wenn Sie erst einmal gelernt haben, sich selbst hart anzutreiben und die Schmerzen mit den Tricks, die Sie in diesem Buch gelernt haben, zu überwinden, werden Sie die Vorteile des Laufens erkennen und die Früchte Ihrer Arbeit ernten.

Die größten Läufer der Welt haben auch irgendwo angefangen. Wenn Sie also heute ein Anfänger sind und es Ihnen schwer fällt, die Motivation und die Kraft für den Start zu finden, sollten Sie nicht verzweifeln. Ganz gleich, wie schwierig die Dinge werden, Sie sollten wissen, dass der Schmerz und die Schwierigkeit das sind, was all die Vorteile hervorbringt, über die Sie in diesem Buch gelesen haben. Sie haben gesehen, dass Ihr Leben durch das Laufen verändert werden kann, und Sie haben entdeckt, dass Laufen auch Ihre Gesundheit erhalten oder sogar Ihr Leben retten kann. Wenn es hart auf hart kommt, sollten Sie nicht aus den Augen verlieren, warum Sie überhaupt laufen und worauf Sie hinarbeiten.

Sie sollten auch daran denken, als Läufer weiter zu wachsen. Bleiben Sie nicht stagnierend. Wenn Sie durch das Laufen ein bestimmtes Fitnessziel erreicht haben, denken Sie nicht, dass es damit zu Ende ist. Sie sollten sich neue Ziele setzen und beginnen, darauf hinzuarbeiten. Sie sollten jeden Tag darauf hinarbeiten, Ihre eigenen Rekorde zu übertreffen. Versuchen Sie, schneller zu laufen, versuchen Sie, länger zu laufen. Hören Sie nie auf zu wachsen und sich zu verbessern.

Wenn Sie Ihr Leben durch Laufen oder Joggen verändern, tun Sie das nicht allein. Sie sollten versuchen, andere in diese Transformation einzubinden. Wenn Sie Freunde haben, von denen Sie glauben, dass sie vom Joggen profitieren könnten, bringen Sie ihnen bei, was Sie wissen, und versuchen Sie, mit ihnen zusammenzuarbeiten und ihnen zu helfen, dorthin zu gelangen, wo Sie sind. Sie haben in dem Buch gelernt, dass Sie sich gegenseitig herausfordern können, wenn Sie mit anderen laufen, und dass Sie alle bessere Läufer werden können.

Laufen ist eine Aktivität, die Spaß macht, und je mehr Sie sie ausüben, desto mehr werden Sie lernen, Spaß daran zu haben. Auch wenn Sie kein olympischer Goldmedaillengewinner sind, sollten Sie lernen, all Ihre Errungenschaften als Läufer zu schätzen.
BONUS:

Als Dankeschön für den Kauf meines Buches verwenden Sie bitte den unten stehenden Link, um Ihr kostenloses eBook anzufordern.

Ich habe für Sie einen Leitfaden mit den 10 wichtigsten Tipps zur Überwindung von Obsessionen und Zwängen durch Achtsamkeit zusammengestellt.

https://bit.ly/2TDMNkn

Sie können Ihren Link auch an Ihre Freunde und Familienmitglieder weitergeben, die Ihrer Meinung nach von dem Leitfaden profitieren können, oder Sie können ihnen den Link als Geschenk zukommen lassen!

www.ingramcontent.com/pod-product-compliance
Lightning Source LLC
Chambersburg PA
CBHW051229250726
48655CB00006B/2680